핏블리의

하
체

운동전략집

유튜브 댓글로 보는 핏블리 하체 운동의 힘

첨*   쉽게 구체적으로 가르쳐주셔서 너무 좋습니다. 운동을 하고
       싶어지게 세부적으로 가르쳐주셔서 감사합니다.

혜*   레그컬 다리 벌리는 것에 따라서 자극이 좀 달라지는 것 같긴
       한데 정확하게 뭔지 모르겠었는데 이번 영상에서 꼼꼼히
       짚어주셔서 좋네요. 요즘 하체 자극을 잡기가 어렵더라구요. 잘
       참고 하겠습니다!

콜*   최고의 설명입니다 ㅠㅠㅠ 한달 정도 운동 쉬다가 다시 하다보니
       자세를 까먹어서 종종 골반에 무리가 가는 현상이 생겼었는데,
       이 영상 보고 따라하니 진짜 좋아졌어요. 더 이상 아프지도 않고
       허벅지에 자극이 더 와서 너무 행복합니다 꿀팁 고마워요.

나*   뭐가 틀렸는지, 올바른 자세가 어떤건지 확실하게 알려주셨네요!
       늘 허벅지와 무릎만 아파서 못하던 스쿼트였는데, 확실히
       알겠네요! 감사합니다~~!!!

김*   와 저희 피티쌤이 스쿼트 설명해주실 때 엉덩이에 힘 주면서
       일어나는 방법을 잘 이해 못했는데 석기님이 설명해주신 대로
       해보니까 완전 제대로 이해 가요! 진짜 최고로 설명 잘하심!!!

젱* 진짜 운동 유튜브 많이 봤지만 선생님만큼 설득되면서 몸으로
느껴지는 운동 유튜브는 처음인 것 같아요! 자세하고 몸으로
이해가 돼서 너무 좋네요 쌤한테 피티받고 싶어욤

Na* 그 동안 엉덩이에 자극을 준다는게 뭔지 몰랐는데 영상대로
따라하니까 올라올 때 엉덩이와 뒷벅지가 땡겨요. 희대의 몸치인
저도 이해할 수 있게 설명해 주셔서 너무 감사드립니다. 자세
까먹을때마다 영상 봐야겠어요.

백* 항상 스쿼트 하면서 허벅지가 아팠거든요 ㅠㅠ뭔가 잘못된
것 같은데 뭐가 잘못된 지는 모르겠구 핏블리님 영상 보고
단번에 이해됐어요! 자극가는 부위가 정말 많이 다르네요! 넘넘
감사합니다! 당장 스쿼트하러 갑니다 ㅋㅋㅋ

두* 이래서 사람은 뭐든 기본기 탄탄 배워가면서 해야하나봐요ㅠㅠ
지금까지 스쿼트 하면서 아침에 일어나면 허벅지 앞쪽이 그렇게
땡기고 힘들었는데 다른 영상보다 더 심도 있게 설명해주셔서
감사합니다. 영상 보면서 따라했는데,,, 진짜 허벅지 앞에 힘이
덜 가면서 의식해가면서 차근차근 연습해야 몸에 익숙해질 것
같더라구요 ㅠㅠ.. 흑흑 ... 핏블리님 짱짱맨!! 오늘은 제대로된
스쿼트를 뿌셔보겠습니당..

▶ 유튜브 댓글로 보는 핑크힙 응비 하체 운동의 힘

임* 와 지금까지 봤던 스쿼트 영상 중에 제일 깔끔하고 이해가 쏙쏙
되네요~ 혼자 운동할 때 꼭 참고해서 해볼게요. 감사합니다 ㅎㅎ

ma* 개인적으로 스쿼트가 제일 어렵다 생각하는데 이런 영상 좋네요.
사실 유튜브에 스쿼트 영상은 정말 많지만 보기 귀찮아서
미뤘었는데 응비님이 올려주시니까 열심히 보게 되네요. 항상
응원하고 있어요. 감사합니다

우* 벗윙크가 안좋은 이유로 등과 엉덩이의 연결이 깨졌다는 설명에
이해가 쉽게 되었어요! 이런 쉽고 자세한 설명 좋아요!

Ari* 응비님, 최고! 스플릿 스쿼트 자세히 알고 싶었는데 검색해도
제대로 알려주는 동영상이 없었어요! 근데 이렇게 응비님이
올려주셨다니!!! 설명도 자세해서 홈트에 너무 도움이 되고
있습니다!! 감사해요!!!

초* 제가 진짜 댓글을 안남기는데요 이건 남겨야 될 것 같아서
남깁니다!! 제가 오늘 했는데 진짜로 35에서 34로 줄어들었어요
ㅠㅠ처음엔 이게 맞나? 싶을 정도로 10분만에 1cm나 빠진다는 게
신기했습니다 ㅠㅠ여러분 이분 믿고 한번만 해보세요ㅠㅠ 저도 이
참에 꾸준히 해서 종아리 알 빼보려고요!! 그럼 모두 파이팅!!!

이*   종아리알 얇아지고 싶으신분들 그냥 하세요. 어렸을 때부터
종아리가 허벅지에 비해 두꺼운 게 스트레스여서 이런 저런
스트레칭 다 해봤는데 이거만한 게 없어요. 진짜 딱 일주일 했는데
썸네일에서 보이는 만큼 줄어들었어요. 그냥 하세요.

Jam*   어제 하루 했는데 정말 33에서 32로 바로 1cm 줄어들어서 너무
신기했어요! 그리고 오늘 낮에 하체운동 할 때 평소엔 항상
종아리에 자극이 느껴졌는데 오늘은 자극이 훨씬 덜하고 발목
스트레칭 덕분인지 운동도 잘 됐어요! 쌤 믿고 꾸준히 매일 해서
이 소도 잡은 종아리 알 뿌셔보려구요^^

Ri*   이거 진짜역대급이에요 5kg 덤벨로 진행했는데 땀이 줄줄줄나요
마지막 리버스하이퍼는 허리에 힘을 안주고 하니까 다리가
바닥에서 떨어지려고 하는데 엉덩이 힘이 부족해서 그런거겠죠?
주 3회 꾸준히 해보겠습니다. 리얼타임 감사해용

파*   응비를 왜 이제 알았는지 ..ㅜㅜ 딱 제가 원하는 집에서도
헬스장처럼 강하게!! 운동할 수 있는 유튜브 영상을 찾고
있었거든요.. 50분 영상이다보니 운동 제대로 되었습니다!! 진짜
최고에요!! ㅠㅠㅠ

하체운동은
스쿼트만 있는게 아닙니다.
목적에 맞는 하체운동을 하세요

Hey what's up guys~! 안녕하세요 핏블리 문석기 입니다.

벌써 열한번째 책으로 인사를 드리네요. 이 책에서는 실전에서 즉시 적용가능한 이론과 실기 동작을 다뤘습니다. 하체 운동할 때 어떤 근육에 어떻게 힘을 줘야 하고, 타겟 포인트가 어디인지 이해할 수 있도록 주의를 기울였습니다.

무작정 하체 운동을 하는게 아니라, 하체 근육은 어떻게 생겼고 어떤 기능을 하며 다리를 굽힐때와 펼때 어떤 원리로 움직이는지 이해하는 것 만으로도 부상위험은 줄고 운동 수행능력은 올라갈 수 있습니다.

'하체' 라고 하면 허벅지만 떠오를 수 있지만 들여다 보면 하체근육은 엉덩이 근육, 허벅지 뒷쪽 근육, 허벅지 앞쪽근육, 종아리 근육 등 수 많은 근육이 존재합니다. 더 자세히 들여다 보면 허벅지 앞쪽근육에는 대퇴사두근이라고 부르는 '대퇴직근' '외측광근' '중간광근' '내측광근' 처럼 세부적으로 나뉩니다.

하체 근육은 우리가 생각하는것보다 크고 구별되어 있어 목적에 맞게 운동하는게 중요합니다. 무작정 스쿼트만 매번 하기 보다는, 운동 목적에 맞는 하체운동과 적절한 운동루틴을 활용해 약점을 보완하고 원하는 부위의 근육을 만드는게 중요합니다.

기능적인 부분도 중요한데, 무릎관절이 어떻게 움직이는지, 고관절은 어떤식으로 굽힘이 일어나는 지 등, 기초적인 지식만 공부하셔도 여러분이 하체운동을 더욱 더 재밌고 효율적으로 할 수 있을겁니다.

특히 이번 책에서는 다양한 사진자료를 넣어 연상할 수 있도록 노력을 기울였습니다. 초보자부터 중상급자까지 유익하게 읽을 수 있도록 이론과 실기를 적절하게 섞은 책이기 때문에 많은 분들이 하체운동 전 이 책을 활용하셨으면 좋겠습니다.

핏블리와 늘 함께 하는 조은비 선생님과 함께 '누가 봐도 이해할 수 있는 실전서' 하체운동 편을 준비했으니 많은분들에게 도움이 되는 책이었으면 좋겠습니다.

늘 핏블리와 함께 해주시는 129만 구독자님(선배님)께 다시 한번 감사의 말씀을 전합니다.

봄이 다가오는 것 같은 2023년 4월,
핏블리 문석기

하체운동은,
나에게 맞는 방법이 따로 있어요.

안녕하세요. 핑크힙 웅비입니다.

식단책에 이어서 하체운동책으로 인사를 드립니다.

이 책은 항상 하체운동을 하면서 막막하고 어려웠던 점들을 해소할 수 있게 적었어요.

어떤 근육이 사용되는지, 어떤 운동을 해야하는지 모르는 채로 시행착오를 겪는 헬린이 분들이 쉽게 이해할 수 있도록 책을 쓰려고 노력했습니다.

하체운동을 제대로 하기 위해서는 하체 근육에 대해서 이해해야 합니다. 엉덩이 옆을 키우고 싶다면, 다리를 바깥으로 벌려주는 동작들을 루틴에 많이 넣어주어야 해요. 햄스트링을 탄탄하게 만들고 싶다면 엉덩관절을 펴주는 운동을 많이 진행해야합니다. 내가 원하는 근육을 기르기 위해서는 근육의 위치와 움직임에 대해서 잘 이해해야해요.

내 몸의 모양을 원하는대로 바꾸기 위해서는 내 체형에 대해서 이해해야 해요. 내가 남들보다 대퇴골의 길이가 길다면, 보폭을 더 넓게 하여 스쿼트를 해야 하고. 골반이 앞으로 경사진 체형이라면 후면부를 강화하는 운동을 진행해주어야 해요. 키가 크던지 작던지, 골반이 넓던지 좁던지 신경쓰지 않고 다른사람과 똑같은 보폭과 깊이로 하체운동을 하고 있다면 원하는 몸과 점점 멀어지고 있을 수 있어요.

운동으로 바꿀수 있는 변화는 생각보다 엄청나요. 꾸준히 운동을 하면서 밋밋한 엉덩이에서, 탄탄하면서 하체라인을 직접 가꿔보고 그 변화를 체감한만큼 이 책을 읽는 독자분들도 똑같은 기쁨을 느끼셨으면 좋겠습니다. 단, 효율적으로 변화를 만들기 위해서는 전략적인 운동이 필요하고, 이 책을 통해서 독자분들이 "전략을 익히는 것"이 아니라 나만의 "전략을 세울 수 있는 능력"을 만드셨으면 합니다.

글로만 전달하기에는 한계가 있어 책 속에는 다양한 동작 사진, 영상들이 수록되어 있으니 QR코드도 꼼꼼히 확인해보며 하체 운동의 즐거움을 느끼셨으면 좋겠습니다. 운동 정보가 아무리 넘쳐나도, 세상에 살 빼줄 수 있는 무수히 많은 운동이 있어도 무엇이 나에게 맞는 운동인지 모른다면 만족스러운 효과를 볼 수 없습니다. 이 책을 통해서 여러분만의 방법. 예쁜 하체라인을 만들 수 있기를 바랍니다.

봄이 다가오는 것 같은 2023년 4월,
핑크힙 응비

헬린이가 자주 하는 실수

1. 무조건 중량만 열심히

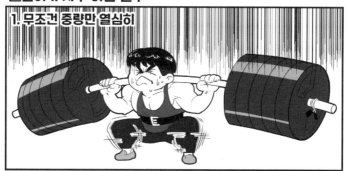

2. 매일·하체만 하기

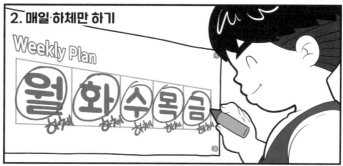

3. 매일 같은 운동만 하기

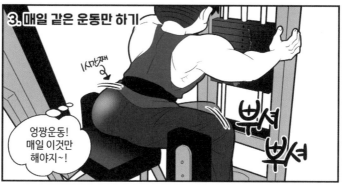

하체운동, 무조건 하체운동을 열심히 한다고 해서 절대 하체가 좋아지지 않습니다. 본격적인 하체 운동 방법에 대해 이야기 하기 전에, 헬린이분들이 하체운동을 할 때 자주 하는 실수에 대해서 말씀드리려고 해요. 무조건 중량을 열심히 치고, 하체 운동을 자주한다고 해서 예쁜 하체 라인을 만들 수 있을까요? 절대 절대 아닙니다. **헬린이가 자주 하는 실수는 하체 운동에 대한 이해와 전략 없이 무조건, 아무 운동이나 열심히 하는 것에 있어요.**

운동을 할 때도 전략이 필요합니다. 내가 원하는 몸을 설정하고 이 목표에 맞게 운동을 하는 것이 중요해요. 어떤 사람은 여리여리하게 마른 하체를 원할 수 있고, 어떤 사람은 볼륨감 있고 큰 힙과 햄스트링을 원할 수 있어요. 자신이 **원하는 몸이 다르다면 운동 루틴이 달라져야 합니다.**

| 월요일 | 화요일 | 수요일 | 목요일 | 금요일 | 토요일 | 일요일 |

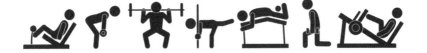

예를 들어볼게요. 나는 마르고 탄탄한 다리 모양을 원하는 데 월, 화, 수, 목, 금, 토, 일 일주일에 7번 하체를 한다면 어떻게 될까요? 내 몸은 목표와 멀어지게 될 거예요. 실제로 제가 오프라인 클래스를 했을 때 한 회원님이 하체가 고민이라고 하셨어요. 루틴을 자세하게 살펴보니 이 분은 매일 모든 운동을 스쿼트로 시작하는 루틴으로 운동을 하고 있으셨어요. 열심히 하는 것 만으로 정말 대단하지만, 자신이 원하는 라인을 고려하지 않고 열심히 하는 것은 효율적이지 않아요.

내 체형과 현재 신체 상태를 고려한 운동은 정말 중요합니다. 내가 신체에서 만족하지 못하는 부분을 점검하고 이를 개선할 수 있는 운동들로 루틴을 계획해주어야 해요. 신체 라인이 불만족스럽다면 늘 똑같은 운동으로 루틴을 구성하면 안 돼요. 전략적으로 내가 원하는 몸에 맞게 루틴을 계획하고 운동을 진행해 주어야 하는 거죠.

만약 매번 하체 운동을 하는데, **앞쪽 허벅지에만 자극이 와서 고민이라면, 이를 참고 운동을 하는 것이 아니라 남들보다 앞쪽 허벅지에 자극이 많이 오는 원인을 찾아봐야 해요.** 가장 대표적으로는 전방경사가 있을 수 있겠죠. 만약 내가 전방경사 때문에 앞쪽 허벅지에 자극이 많이 오고 있다면 운동을 할 때 무게중심선이 계속 앞쪽으로 쏟아지고 있는지 확인해볼 필요가 있어요. 앞쪽 근육이 짧아져 있어서 무게중심이 앞으로 쏟아진다면 앞쪽 근육은 근막이완, 그리고 뒷쪽 근육을 강화할 수 있는 운동들을 루틴에 넣어주는 것이 좋아요. 또 전방경사가 있는 분들은 하체 운동을 할 때 엉덩관절을 제대로 펴지 못하고 있을 확률이 크기 때문에 무릎은 고정하고 엉덩관절만 펴는 연습을 할 수 있는 운동을 해 보는 것도 좋아요.

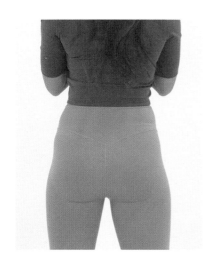
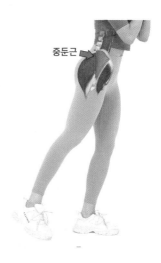

중둔근

엉덩이 옆이 패여있다면? → 중간볼기근 운동하기

엉덩이 옆이 움푹 패여 있는 것이 스트레스라면 중간볼기근을 자극할 수 있는 운동들을 루틴에 넣어주면 도움을 받을 수 있어요. 물론 힙딥은 뼈의 구조상 비어있는 공간이지만 비어있는 공간인만큼 근육으로 어느 정도 보완해줄 수 있어요. 또 중간볼기근은 꼭 미관상의 문제뿐만 아니라 신체의 기능적으로도 중요한 근육이기 때문에 루틴에 넣어주면 전체적인 하체 운동의 밸런스를 잡는데 큰 도움이 될거예요.

　이 책은 내가 원하는 몸에 맞는 루틴을 짤 수 있도록 기획했어요. 아무 계획 없이 '오늘은 하체 해볼까?' 라는 쉬운 마음으로, 아무 운동이나 열심히 하는 것을 넘어설 수 있게 말이에요. 하체 근육에 대한 전반적인 이해, 내가 하체 운동을 할 때 자극이 잘 안왔던 이유들, 그리고 내가 원하는 라인을 만들기 위해서는 어떤 운동을 하면 좋은지 이 책을 통해서 배워가셨으면 좋겠습니다.

CONTENTS

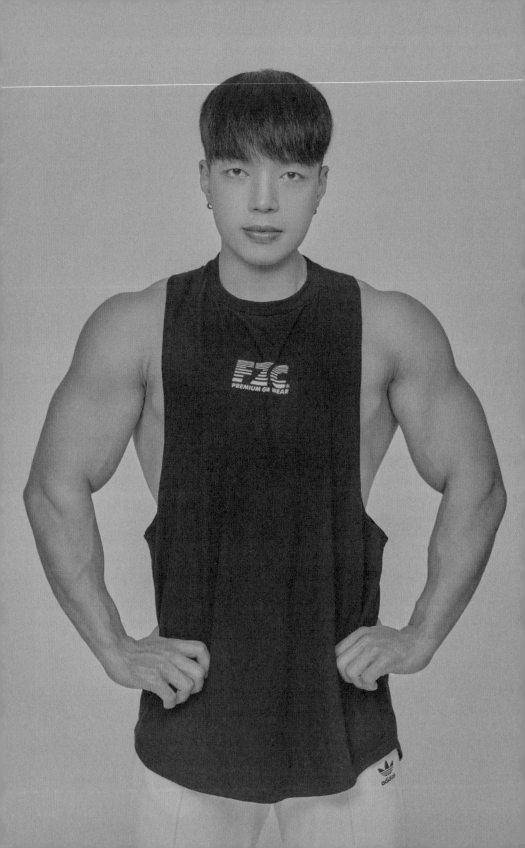

1장
하체 근육의 해부학적 이해

1. 엉덩이 근육에 대한 이해

2. 허벅지 근육에 대한 이해

3. 종아리 근육에 대한 이해

4. 하체근육의 해부학적 이해와 하체운동

01

엉덩이 근육에 대한 이해

하체 운동을 할 때, 엉덩이 근육을 빼놓고 이야기할 수 없을 거예요. 엉덩이 근육은 우리 몸에서 폭발적인 힘을 낼 수 있는 근육이며, 상체와 하체를 연결해주는 중요한 역할을 하는 근육이에요. 그 외에도 많은 분들이 운동을 통해서 키우고 싶어하는 부위이기도 하죠. 근육은 뼈의 모양과도 밀접한 관련이 있는데요. 엉덩이 근육하면 골반 이야기를 빼 놓을 수 없겠죠. 지금부터 골반에 대해서 설명해 드리도록 할게요.

1. 골반

골반의 중요성

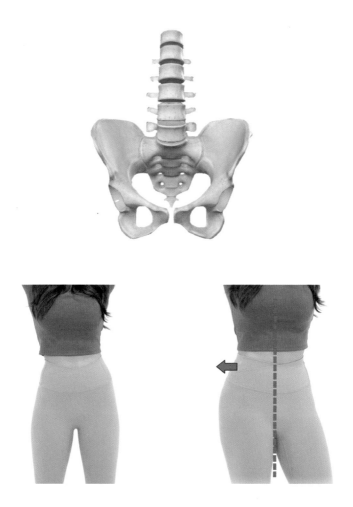

골반이 바른 상태와 틀어진 상태

핏블리의 하체운동 전략집

골반은 척추와 양 다리를 이어주는 뼈에요. 몸에 중앙에 위치하여 무게를 다리에 전달하기 때문에 걷기 뿐 아니라 신체의 모든 움직임에 중요한 역할을 해요. 그만큼 골반의 위치와 틀어짐은 전체적인 신체 밸런스에 큰 영향을 미칠 수 있어요. 골반의 경사가 생기기만 해도 골반에 근접한 많은 근육들의 길이가 변화하고 신체의 중심선이 깨질 수도 있죠. "골반은 뼈라서 많이 움직이지 못하는 거 아니야?" 라고 생각할 수 있지만 엉덩관절은 앞으로 30도, 뒤로는 15도까지 기울어질 수 있어요.

남녀의 골반 차이

골반은 골격 중에서도 남성과 여성의 차이가 가장 두드러지게 나타나는 부분이에요. 남성과 여성은 골반의 너비와 높이에 큰 차이가 있는데요. 여성은 남성보다 골반의 높이가 낮고 비율적으로 더 넓어요. 여성의 골반은 임신과 출산으로 인해 태아가 빠져나가야 하기 때문에 골반의 환이 더 넓고 둥글어요. 결과적으로는 여성은 양쪽 다리 사이의 거리도 남성보다 넓어지고 엉덩이가 넓은 경우가 많아요. 남성은 여성에 비해 골반의 높이가 더 높고 비율적으로 좁아요. 물론 사람마다 이는 약간씩 차이가 있고, 뼈만 두고 보았을 때는 성별의 차이가 크게 보이지 않는 경우도 많이 있어요.

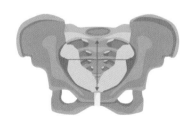
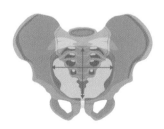

<여성의 골반>   <남성의 골반>

하체운동의 중심 엉덩관절(고관절)

골반과 다리가 만나는 지점에는 엉덩관절(고관절)이 있는데요. 하체 운동을 할 때 "고관절을 사용하세요."라는 말 정말 많이 들어보셨을 거예요. 우리 하체에 있는 긴 다리뼈를 넙다리뼈라고 하는데 넙다리뼈의 머리 부분이 골반의 움푹 패인 절구 오목에 들어가서 엉덩관절(고관절)을 형성하게 돼요.

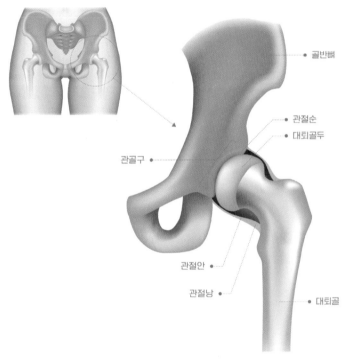

골반뼈

관절순
대퇴골두

관골구

관절안

관절낭

대퇴골

<엉덩관절(고관절)>

엉덩관절은 즉 골반과 다리를 연결하는 관절로 동그란 넙다리뼈 머리가 소켓에 들어가 있는 관절 형태를 띄고 있어요. 우리 몸의 관절은 모양에 따

핏블리의 하체운동 전략집

라 가동범위가 달라지는데요. 접었다가 폈다가 할 수 있는 팔꿈치 관절과는 다르게 엉덩관절은 다양한 움직임을 만들어 낼 수 있어요. 엉덩관절이 중요한 이유는 정말 많은데요. **첫째, 우리 몸의 수많은 근육들의 부착 지점이에요.** 큰볼기근, 넙다리곧은근, 넙다리뒤근 등 많은 근육들이 골반에 붙어있습니다. 사실상 엉덩관절을 빼고는 하체운동을 이야기 할 수 없겠죠. **둘째, 엉덩관절은 골반을 통해 전달되는 체중을 지탱해줍니다.** 엉덩관절이 있기 때문에 우리는 체중을 지탱하고 걷기와 달리기 같은 다리운동을 할 수 있는 거예요. **셋째, 엉덩관절은 굽힘, 폄, 벌림, 모음, 돌림, 휘돌림 등 다양한 움직임을 가능하게 해요.**

엉덩관절(고관절)의 움직임

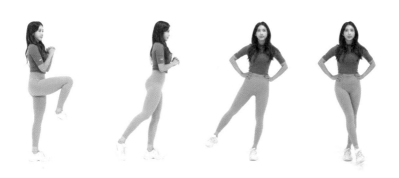

엉덩관절이 있기 때문에 우리는 다리를 앞으로 굽히고, 뒤로 차고, 안으로 모으고, 밖으로 벌릴 수도 있어요. 엉덩관절은 움직일 수 있는 범위가 어느 정도 정해져 있는데요. **무릎을 구부렸을 때 엉덩관절을 굽힌다면 보통 120°도 정도 구부릴 수 있고, 무릎을 폈을 때는 90°정도 엉덩관절을 굽힐 수 있**

어요. 한번 따라해 보시면 이해가 더 편하실 거예요.

무릎을 굽히고 엉덩관절을 굽히면 더 많이 엉덩관절이 굽혀지죠? 우리가 무릎을 펴면 허벅지 뒤의 햄스트링이 타이트해지기 때문에 엉덩관절을 굽히기 어렵고, 무릎을 굽히면 햄스트링이 덜 당겨지기 때문에 엉덩관절의 운동범위가 증가하는 거예요. 이를 적용해보면, 햄스트링의 근육의 길이가 짧아진 사람들은 엉덩관절의 굽힘 범위가 조금 더 줄어들 수 있겠죠.

엉덩관절 굽힘

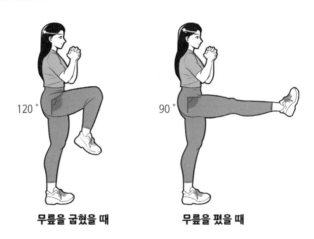

무릎을 굽혔을 때   무릎을 폈을 때

무릎이 펴진 상태에서 엉덩관절을 편다면 보통 20° 정도 폄을 할 수 있어요. 그래서 우리가 엉덩관절을 펴내는 운동을 할 때 20° 이상 엉덩관절을 펴내는 것은 엉덩관절이 아닌 다른 부위로 가동범위를 만들어 내는 거예요. 케이블 킥백을 하는데, 리버스 하이퍼를 하는데 다리를 20° 이상 차낸다면 엉덩관절이 아닌 허리를 사용했을 가능성이 커요. 또, 우리가 무릎을 굽힌 상태에서 엉덩관절을 펴게 되면 가동범위는 더 줄어들게 되는데, 이는 허벅지 앞에 붙어있는 넙다리곧은근이 타이트해지기 때문이에요.

우리가 엉덩관절을 벌릴 수 있는 각도는 한쪽 당 40° 정도에요. 옆으로 누운 상태에서 엉덩관절을 벌려서 옆 엉덩이 자극을 주는 운동들을 생각해 보면, 40° 이상 다리가 올라가는 분은 거의 없을 거예요. 이렇게 관절이 움직일 수 있는 범위를 이해한다면, 운동을 할 때 어느 정도의 가동범위가 나와야 하는지 예측해볼 수 있어요.

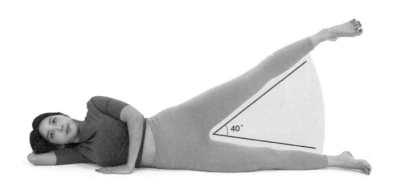

엉덩관절에서 다양한 움직임이 나오는 만큼 엉덩관절을 잘 사용하는 것은 하체운동 뿐 아니라 일상적인 생활을 하는 데 있어서 필수라고 할 수 있어요. 실제로 엉덩관절에서 불편함을 느끼는 경우 걷기, 뛰기, 계단 오르기 등에서 불편함을 느끼는 경우도 많이 있어요.

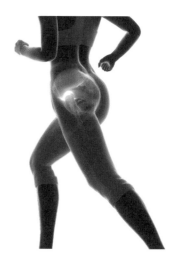

2. 대둔근(큰볼기근)

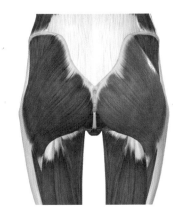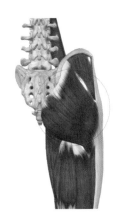

예쁜 엉덩이는 누구나 가지고 싶어하는 신체 부위 중 하나일 거예요. 크게 보면 엉덩이지만 사실 **엉덩이에 붙어있는 근육은 크게 대둔근(큰볼기근), 중둔근(중간볼기근), 소둔근(작은볼기근) 세 가지로 구분할 수 있어요.** 먼저 가장 큰 근육은 대둔근, 큰볼기근이라고 부릅니다. **큰볼기근은 엉덩이 근육 중에 가장 표면에 위치하고 두껍고 큰 근육이에요.** 인체에 있는 근육 중에서 가장 크고 가장 근육 중에 하나라고 할 수 있어요. 큰볼기근은 골반뼈에 붙어 허벅지 뒤쪽의 윗부분에 닿아 있어요. 큰볼기근은 살짝 사선으로 붙어 있으며, 이 근육이 수축하게 되면 우리는 골반이나 다리를 움직일 수 있어요.

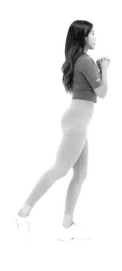
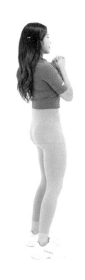

골반을 고정한 상태에서
큰볼기근의 길이가 짧아짐

다리를 고정한 상태에서
큰볼기근의 길이가 짧아짐

　한번 상상해볼까요? 골반을 고정한 상태에서 큰볼기근의 길이가 짧아진다면 다리가 뒤로 들어올려질 거예요. 또 근육이 살짝 사선으로 붙어있기 때문에 수축하게 되면 무릎을 바깥으로 돌릴 수 있어요. 다리를 고정한 상태에서 큰볼기근의 길이가 짧아진다면 골반이 다리쪽으로 움직일 거예요. 즉, 골반을 뒤로 높게 만들 수도 있어요. 이렇게 근육의 위치와 결을 잘 기억한다면 운동을 할 때도 쉽게 근육의 느낌을 찾을 수 있어요.

　만약 우리가 큰볼기근만 자극하고 싶다면, 다른 관절의 움직임 없이 골반을 고정한 상태에서 다리를 뒤로 들어올리는 운동들을 해볼 수 있어요. 대표적으로는 스탠딩 힙 익스텐션같은 동작이 있어요. 만약 엉덩이 자극을 느끼지 못했었다면 지금 당장 일어나서 스탠딩 힙익스텐션을 해보면 엉덩이가 어디있는지, 엉덩이를 쓰는 느낌이 어떤건지 바로 확인할 수 있을 거예요.

3. 중둔근(중간볼기근)

그 다음으로는 중둔근(중간볼기근)이에요. 중간볼기근은 골반의 뒷부분에서 대퇴골의 대전자에 붙어있는 근육으로 골반의 옆부분에 위치해요. **중간볼기근은 골반 쪽에 넓게, 다리 쪽에 좁게 모여서 붙어 부채꼴 모양을 하고 있어요.** 골반을 고정한 상태에서 중간볼기근이 짧아진다면, 중간볼기근이 붙어있는 다리뼈가 들어올려지겠죠. 따라서, 중간볼기근은 주로 엉덩관절을 밖으로 벌리는 역할을 하는 근육이며 엉덩관절과 골반을 안정화하는데 중요한 역할을 하는 근육이에요.

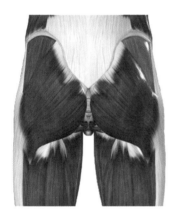
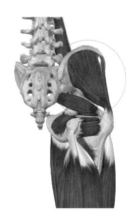

큰볼기근에 비해서 중간볼기근은 크기가 작아보일 수 있지만 전체 벌림근육의 가로단면적의 60%를 차지해요. 엉덩관절 벌림근 중에서 가장 큰 근육이에요. 어깨가 전면, 측면, 후면 삼각근으로 구분되듯이 중간볼기근은도 전방섬유와 후방섬유로 구분할 수 있어요. 다 벌림에 기여하지만 전방섬유는 엉덩관절을 안쪽으로 돌림시키고 후방섬유는 엉덩관절을 폄시키면서 가쪽돌림하는 역할도 해요.

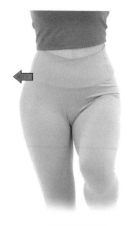
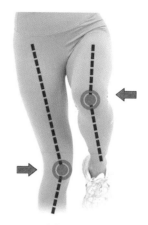

< 엉덩이 옆으로 빠짐 >

< 무릎이 안으로 모임 >

중간볼기근이 제기능 하는 경우 / 아닌 경우

중간볼기근은 골반을 고정해주는 중요한 근육으로, 우리가 걸어갈 때나 한발로 서 있을 때 중요한 역할을 해 줘요. 중간볼기근이 약화되어 있는지는 한 다리로 서있을 때 눈으로 확인할 수 있어요. 중간볼기근이 약화된 사람은 한 다리로 서 있을 때 골반이 한쪽으로 기울거나, 중심을 잡는 것을 힘들어 해요. 중간볼기근이 약화되면 위로는 허리, 아래로는 무릎관절에 좋지 않은 영향을 미칠 수 있어요. 또 다양한 운동 동작을 수행할 때 안정성이 떨어지고 제대로 된 자극을 느끼기도 힘들어질 수 있어요. 따라서 이 근육을 꼭 기억하고 중둔근을 강화할 수 있는 운동들을 운동 루틴에 넣어주셔야 해요.

4. 소둔근(작은 볼기근)

중간볼기근의 아래층에는 작은볼기근이 있는데요. 작은볼기근은 중간볼기근보다 더 깊은 쪽, 살짝 앞쪽에 위치하고 있고 마찬가지로 넙다리뼈에 붙어 있어요. 작은볼기근도 중간볼기근과 마찬가지로 다리를 벌리는 역할, 앞쪽 섬유들은 엉덩관절의 안쪽 돌림과 엉덩관절을 굽히는데 관여를 해요, 작은볼기근은 전체 벌림 근육의 가로단면적의 20%를 차지하는 근육이에요.

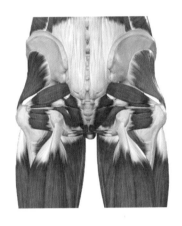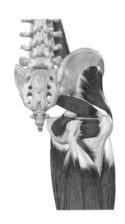

중간볼기근과 작은 볼기근과 같은 벌림근육들은 한 다리 운동을 할 때 골반이 기울지 않도록 해주는 역할을 해요. 예를 들어 왼쪽 다리를 들어 올린다면, 반대쪽에 있는 오른쪽 벌림근이 수축하여 골반이 왼쪽으로 떨어지지 않도록 지지해주는 역할을 하는 거예요. 중간볼기근과 작은볼기근을 강화할 수 있는 운동들은 뒤에서 더 자세히 설명드려볼게요.

핏블리의 하체운동 전략집

5. 엉덩이 근력 검사

이렇게 엉덩이 근육의 위치와 간단한 기능을 살펴보았는데요. 엉덩이 근육이 내 몸의 어디에 위치하고 있는지, 기능이 어떤지 아는 것도 중요하지만, 더 중요한 것은 **"내 엉덩이 근육"이 제 기능을 하고 있는가**를 확인하는 거예요. 엉덩이 근육은 하체 운동에 전반적으로 관여하는 것은 물론이고, 전체 건강에 있어서도 큰 역할을 차지하는 중요한 근육이에요. 하지만 많은 분들이 엉덩이 근육이 약화되어 있는데요. 손 쉽게 엉덩이 근육의 근력을 검사할 수 있는 방법을 알려드릴 테니 한번 따라해 보세요.

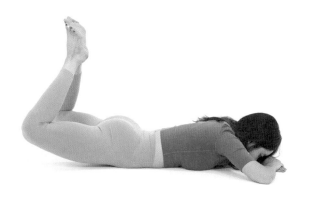

첫째, 바닥에 엎드려 누워줍니다.

둘째, 다리의 무릎을 90도 구부려 줍니다.

　　　이때 발목은 천장을 향하도록 해 주세요.

셋째, 천장 방향으로 10cm 정도 수직으로 다리를 들어올려주세요.

넷째, 10초간 유지하며 5회 반복해 주세요. 허리, 엉덩이, 햄스트링 중

　　　어디에 가장 힘이 많이 들어오는지 확인해보세요.

엉덩이에 힘이 많이 들어온다면 엉덩이가 제대로 된 기능을 하고 있는 것이지만, 엉덩이가 아닌 허리나 햄스트링에 자극이 많이 간다면 엉덩이 근력이 약화되어 다른 부위에서 보상이 나타나는 것이라고 볼 수 있어요.

중둔근 근력 검사

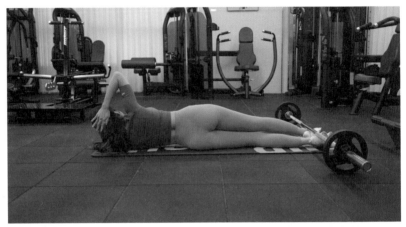

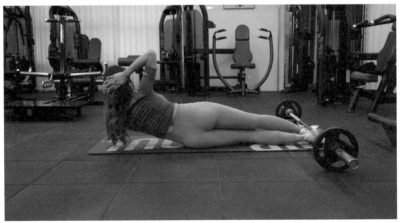

핏블리의 하체운동 전략집

첫째, 옆으로 누운 상태에서 발목을 고정해줍니다.

둘째, 머리 뒤로 깍지를 낀 상태에서

옆으로 상체를 들어올려 1초간 유지합니다.

셋째, 상체를 많이 못올리면서 허리가 과하게 꺾이는 쪽 또는 골반 측면보다

　　허리에 긴장도가 높은 쪽을 확인합니다.

엉덩이 근육이 약한 분들이라고 해도 걱정하지 마세요. 뒤에서 차근차근 엉덩이 근력을 강화할 수 있는 방법을 알려드리도록 할게요.

엉덩관절과 관련된 근육의 기능

	굽힘근육	모음근육	안쪽돌림근육	폄근육	벌림근육	가쪽돌림근육
일차적	엉덩허리근 넙다리빗근 넙다리긴막장근 넙다리곧은근 긴모음근 두덩근	두덩근 긴모음근 두덩정강근 짧은모음근 큰모음근	적용할 수 없음	큰볼기근 넙다리두갈래근 (긴갈래) 반힘줄근 반막근 큰모음근(뒤갈래)	중간볼기근 작은볼기근 넙다리근막긴장근	큰볼기근 궁둥구멍근 속폐쇄근 위쌍둥이근 아래쌍둥이근 넙다리네모근
이차적	짧은모음근 두덩정강근 작은볼기근 (앞섬유들)	넙다리두갈래근 (긴갈래) 큰볼기근 (아래섬유들) 넙다리네모근	작은볼기근 (앞섬유들) 중간볼기근 (앞섬유들) 넙다리근막긴장근 긴모음근 짧은모음근 두덩근	중간볼기근 (뒤섬유들) 큰모음근 (앞섬유들)	궁둥구멍근 넙다리빗근	중간볼기근 (뒤섬유들) 작은볼기근 (뒤섬유들) 바깥폐쇄근 넙다리빗근 넙다리두갈래근 (긴갈래)

<일차적 적용과 이차적 적용에 따라 분류된 엉덩관절의 근육들>

02

허벅지 근육에 대한 이해

1. 대퇴골(넙다리뼈)

뼈 중에 가장 긴 뼈

대퇴골(넙다리뼈)은 허벅지의 대부분을 차지하고 있는 뼈입니다. 넙다리뼈의 윗부분은 골반과 만나서 엉덩관절을 이루고, 아랫부분은 경골과 만나서 무릎관절을 이뤄요. 위아래로 중요한 관절을 이루는 뼈죠. 이 넙다리뼈의 몸통에는 허벅지에 있는 많은 근육들이 붙어 있어요. 넙다리뼈는 우리 몸에 있는 뼈 중에서 가장 크고 길며, 전체 신장의 1/4 가량을 차지하는 뼈에요.

흥미로운 것은 개인마다 넙다리뼈의 길이, 즉 전체 키 대비 넙다리뼈가 차지하는 비율에는 차이가 있다는 거예요.

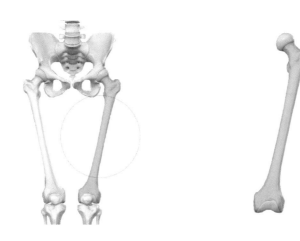

같은 키, 다른 넙다리 뼈

같은 160cm 이더라도 넙다리뼈가 긴 사람과, 넙다리뼈가 짧은 사람은 하체 운동을 할 때 상체 각도에 차이가 생길 수 있어요. 스쿼트를 예로 든다면 넙다리뼈가 긴사람은 넙다리뼈가 짧은 사람에 비해서 똑같이 앉더라도 넙다리뼈의 길이만큼 엉덩이가 뒤로 많이 빠질 거예요. 따라서, 무게중심을 잡기 위해 상체를 더 많이 숙이게 될 수 있어요. 그렇기 때문에 넙다리뼈의 길이에 따라 보폭의 너비를 다르게 해 주는 것도 중요해요. 이 부분은 뒤에서 더 자세히 설명해드리도록 할게요.

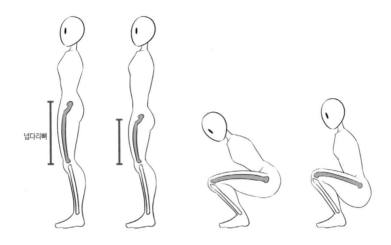

넙다리뼈

넙다리뼈가 긴사람 vs 넙다리뼈가 짧은 사람 스쿼트 비교

핏블리의 하체운동 전략집

2. 대퇴사두근(넙다리네갈래근)

네갈래로 갈라져 있는 근육

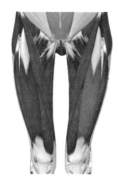

<넙다리 곧은근의 위치>

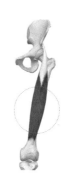

<넙다리 곧은근은 골반에 부착>

넙다리네갈래근은 간단하게는 앞벅지라고 하죠. 허벅지 앞쪽에서 네갈래로 갈라져 있는 근육이에요. 네갈래로 갈라져 있어서 우리 말로는 넙다리네갈래근이라고 하는데요. **넙다리네갈래근은 무릎을 펴는데 중요한 역할을 하는 근육이에요.** 이 네 갈래의 근육들은 모두 무릎의 인대에서 모이고 정강뼈에 닿아서 근육이 수축하면 무릎관절을 펴는 역할을 해요.

다만 이 네가지 근육 중에서 넙다리곧은근만 골반에 위치하고 나머지 세개의 근육은 넙다리뼈에 위치하기 때문에 엉덩관절을 굽힐 수 있는 것은 오직 넙다리곧은근 뿐이에요. 넙다리곧은근이 수축하면 넓적다리를 엉덩이쪽으로 굽혀줄 수 있어요. 넙다리곧은근은 넙다리네갈래근 중 가장 표면, 중앙에 위치한 근육으로 **넙다리곧은근을 걷어내면 중간넓은근이 위치**한다고 생각하시면 이해가 편하실 거예요.

안쪽넓은근과 가쪽넓은근

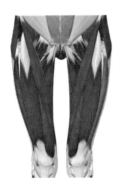

<가쪽 넓은근의 위치>

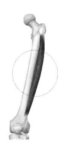

<가쪽넓은근은 넙다리뼈에 부착>

넙다리네갈래근은 가장 표면의 중앙에는 넙다리곧은근, 그리고 깊은 층으로는 중간넓은근이 위치하고 있어요. 안쪽에는 안쪽넓은근, 바깥쪽에는 가쪽넓은근이 자리잡아 네갈래를 이루고 있어요. 중간넓은근, 안쪽넓은근, 가쪽넓은근 모두 무릎을 펴는 데 관여하지만 이 중에서도 가쪽넓은근이 가장 강력하게 작용한다고 알려져 있어요.

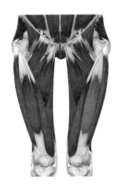

<중간 넓은근의 위치>

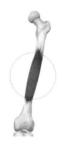

<중간넓은근은 넙다리뼈에 부착>

핏블리의 하체운동 전략집

네갈래의 근육은 무릎을 펴는데 작용하는 근육으로 인체에서 가장 강한 근육이라고 할 수 있어요. 무릎을 편 상태에서는 가쪽넓은근은 가쪽돌림에, 안쪽넓은근은 안쪽돌림에 영향을 줘요. 따라서 같은 넙다리네갈래근이더라도 무릎의 돌림 방향에 따라 다르게 자극을 줄 수 있어요.

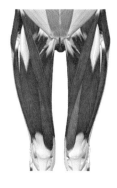

<안쪽 넓은근의 위치>

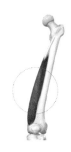

<안쪽넓은근은 넙다리뼈 안쪽에 부착>

넙다리네갈래근에 오는 자극 줄이기

"스쿼트 할 때 앞벅지만 아파요." 하는 분들 있을 거예요. **넙다리네갈래근에 평상시에 지나치게 자극이 오는 분들은 하체 운동을 할 때 엉덩관절의 움직임이 아닌 무릎의 움직임 위주로 동작을 수행했을 수 있어요.** 예를 들어 스쿼트를 할 때 엉덩관절의 폄과 무릎관절의 폄이 모두 일어나야 하지만, 엉덩관절은 굽혀져 있는 상태에서 제대로 펴지 못하고 무릎관절만 굽혔다 펴는 방식으로 동작을 진행한다면 넙다리네갈래근에만 주로 자극이 갈 수 있어요. 보통 넙다리곧은근이 짧아져 있는 경우에 엉덩관절을 잘 사용하지 못하는 경우가 많아요.

이런 경우 넙다리곧은근의 길이를 검사해보고, 볼기근을 자극할 수 있도록 엉덩관절을 굽혔다 펴는 연습을 해 주면 좋아요. 이렇게, 근육에 대한 이해를 바탕으로 동작을 수정하면 더 나은 자극 점을 찾을 수 있어요.

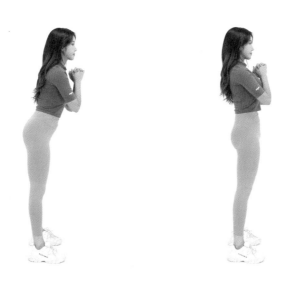

스쿼트 무릎만 펴는 자세/ 스쿼트 엉덩관절까지 펴는 자세 비교

넙다리곧은근(대퇴직근) 길이 검사

넙다리곧은근은 골반과 무릎에 붙어있기 때문에, 이를 이해하면 넙다리곧은근의 길이를 검사해볼 수 있어요. 넙다리곧은근이 짧아져 있는 상태는 아닌지 스스로 체크해보세요.

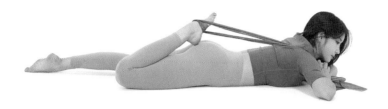

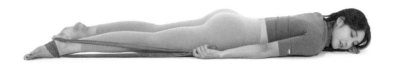

첫째, 엎드려서 누워줍니다.

둘째, 몸과 평행하게 허벅지를 위치시키고 무릎을 구부려서 뒷꿈치가
      엉덩이에 닿도록 합니다. (엉덩이에 다리가 닿지 않는다면 세라밴드나
      긴수건을 발목에 걸어 잡아당겨 주세요.)

셋째, 이때 골반 앞쪽이 바닥에서 뜨거나, 뒷꿈치가 엉덩이에 닿지 못한다면
      넙다리곧은근이 단축되어 있을 수 있어요.

3. 햄스트링(넙다리뒤근)

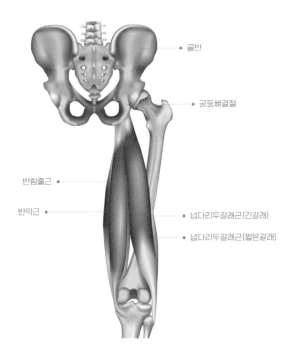

골반

궁둥뼈결절

반힘줄근

반막근

넙다리두갈래근(긴갈래)

넙다리두갈래근(짧은갈래)

<햄스트링(넙다리뒤근)>

넙다리뼈 뒤에 붙어있는 근육

이번에는 허벅지 뒤에 있는 근육을 살펴볼게요. 넙다리뒤근은 3부분으로 구성된 넙다리뼈 뒤쪽의 근육이에요. **넙다리뒤근은 크게 넙다리두갈래근, 반힘줄근, 반막근으로 이루어져 있어요.** 세 개의 근육은 공통적으로 골반에 부

핏블리의 하체운동 전략집

착되어 있어요. 의자에 앉아서 엉덩이를 좌우로 움직이면 바닥에 닿는 뼈가 느껴지는데, 궁둥뼈결절이라고 해요. 세 개의 근육은 모두 궁둥뼈 결절에서 쭉 내려가면서 무릎의 안쪽(반힘줄근, 반막근), 무릎의 가쪽(넙다리두갈래근)에 부착되게 되어요.

넙다리뒤근은 엉덩관절과 무릎관절을 지나가는 다관절 근육이기 때문에 두 개의 관절에 모두 영향을 미쳐요. 근육의 위치를 생각해 보면 무릎이 고정된 상태에서 이 근육들이 수축된다면 골반을 뒤로 당겨 엉덩관절을 펴게 될 거예요. 또 골반이 고정된 상태에서 근육이 수축된다면 무릎을 뒤로 굽히게 되겠죠.

또 가쪽에 붙어있는 넙다리두갈래근은 무릎의 가쪽 돌림을 일으키고, 안쪽에 붙은 두 근육은 무릎의 안쪽 돌림을 일으켜요. 이를 운동에 적용해 볼 수도 있는데요. 넙다리뒤근을 운동할 때 무릎을 안쪽으로 돌려서 운동을 하게 되면 안쪽에 붙어있는 반막근과 반힘줄근을 조금 더 타겟해 줄 수 있고, 무릎을 바깥으로 돌려서 하게 되면 바깥쪽에 붙어있는 넙다리두갈래근을 자극할 수 있어요.

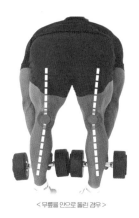 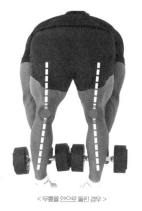

<무릎을 안으로 돌린 경우>　　　　　　<무릎을 안으로 돌린 경우>

무릎을 안으로 돌린 경우 vs 무릎을 밖으로 돌린 경우

하체 근육의 해부학적 이해

넙다리뒤근(햄스트링) 길이검사

대부분의 현대인들이 짧아져있는 근육을 꼽으라면 바로 햄스트링일거예요. 오래 앉아서 좌식생활을 하는 현대인들은 무릎관절을 굽힌상태로 있는 시간이 많고, 무릎관절을 굽히는 역할을 하는 넙다리뒤근이 전반적으로 짧아진 상태로 굳어있는 경우가 많아요. 여러분도 넙다리뒤근이 짧은 상태는 아닌지 한번 검사해보세요.

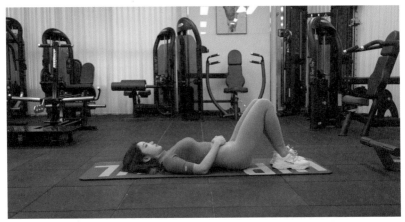

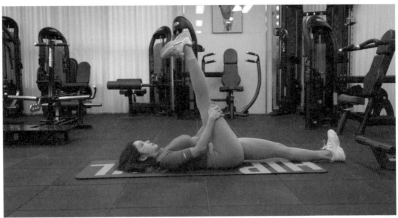

핏블리의 하체운동 전략집

첫째, 편하게 천장을 보고 허리가 바닥에서 떨어지지 않도록

배꼽을 위로 끌어당기는 느낌으로 하복부에 힘을 준 상태로 누워줍니다.

둘째, 검사할 다리를 무릎 90도, 엉덩관절 90도 상태로 구부려줍니다.

셋째, 손깍지나 수건을 이용해 검사할 다리 무릎 뒤쪽을 받쳐준 후에

가능한 범위까지 다리를 펴줍니다. 이 때 엉덩관절은 90도 굽힘을

유지합니다. 정상적인 넙다리뒤근의 범위는 80~90도 입니다.

만약 80도에서 90도까지 펴지지 않는다면 넙다리뒤근이

짧아져 있다는 것을 의미합니다.

무릎을 가로지르는 근육의 작용

근육	작용
넙다리네갈래근 넙다리곧은근 넓은근육들 (중간넓은근, 가쪽넓은근, 안쪽넓은근)	무릎관절 폄과 엉덩관절 굽힘 무릎관절 폄
반막근	엉덩관절 폄 무릎관절 굽힘과 안쪽돌림
반힘줄근	엉덩관절 폄 무릎관절 굽힘과 안쪽돌림
넙다리두갈래근(짧은갈래)	무릎관절 굽힘과 가쪽 돌림
넙다리두갈래근(긴갈래)	엉덩관절 폄 무릎관절 굽힘과 가쪽 돌림
장딴지근	무릎관절 굽힘 발목관절 발바닥쪽 굽힘

<무릎을 가로지르는 근육들의 작용>

하체 근육의 해부학적 이해

4. 모음근(내전근)

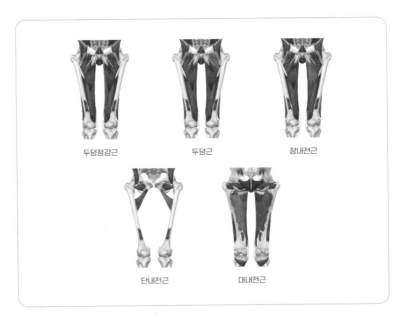

<모음근>

모음근은 넓적다리의 안쪽 1/4를 차지하고 있는 근육으로 넙다리뼈의 안쪽에 붙어있는 근육이에요. 모음근이 하나의 근육이라고 생각할 수 있지만, 모음근은 크게 5가지로 나눌 수 있어요. 장내전근(긴모음근), 단내전근(짧은모음근), 대내전근(큰모음근), 두덩정강근(박근), 두덩근(치골근)이에요. 이 중에서 두덩근, 긴모음근, 두덩정강근이 얕은 층을 차지하고 있고. 중간층은 짧은모음근이, 깊은 층은 큰모음근이 차지하고 있어요.

이 중에서 큰모음근은 다리를 모아주는 기능을 하는 모음근 부분과, 다리를 뒤로 펴내는 넙다리 폄근 부분으로 나눌 수 있어요. 큰모음근의 넙다리

펌근 부분은 넙다리뒤근(햄스트링)과 비슷한 구조를 가지고 있기 때문에 스쿼트를 할 때 큰모음근을 적절히 사용하면 더 무거운 무게를 들 수 있어요.

　　모음근은 기본적으로는 넓적다리를 모으는 역할을 하지만, 엉덩관절의 위치에 따라 굽힘과 폄의 역할을 수행하기도 해요. 예를 들어서 엉덩관절이 거의 완전히 굽힘된 상태에 있을 때 모음근은 엉덩관절의 폄을 보조해요, 반대로 엉덩관절이 폄된 상태에 있다면 모음근은 굽힘 근육을 보조해요. 따라서 단순히 다리를 안으로 모으는 어덕션 같은 기구 이외에도 다양한 동작으로 모음근을 사용할 수 있어요.

03

종아리 근육에 대한 이해

종아리 근육에 대해서 많은 분들이 중요성을 간과할 수 있지만, 엉덩이와 허벅지만큼 종아리는 중요한 근육이에요. 종아리 근육은 특히 발목의 움직임, 발의 아치에 영향을 주는 근육이기 때문에 하체 운동이 잘 되지 않고 원하는 대로 자극이 오지 않는다면 종아리 근육을 점검해보는 것도 좋은 방법이에요. 지금부터 종아리 근육에 대해서 이해하기 쉽게 설명해 드리도록 할게요.

핏블리의 하체운동 전략집

1. 비복근(장딴지근)과 가자미근

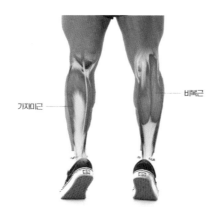

가자미근

비복근

종아리 근육 중에서 우리에게 가장 익숙한 것은 종아리 뒤쪽에 있는 근육이에요. 보통 종아리 근육이라고 하면 '종아리 알'을 많이 떠올리잖아요. **종아리 뒤쪽에 있는 근육은 크게 장딴지근(비복근)과 가자미근으로 나눌 수 있어요.** 장딴지근(gastrocnemius)은 종아리 뒤쪽에 두 갈래로 갈라진 근육, 즉 종아리 알을 말해요. 장딴지근은 무릎 위의 넙다리뼈에서 시작해 발의 뒤꿈치까지 닿아있는 근육으로 장딴지근이 수축하면 무릎을 굽히거나, 발 뒤꿈치를 들어올릴 수 있어요. 그래서 장딴지근이 발달하면 발의 뒤꿈치를 들어올리거나 힐을 신을 때 종아리가 두 갈래로 갈라져 보이곤 하죠. 장딴지근의 아래층에는 가자미근(soleus)이 있어요. 가자미근은 장딴지근과는 큰 차이점이 있는데 넙다리뼈에 붙지 않는다는 거예요. 무릎을 지나치지 않기 때문에 가자미근은 무릎의 움직임에는 관여하지 못하고, 발의 뒤꿈치를 들어올리는 역할만 할 수 있어요.

2. 비복근(장딴지근)과 가자미근의 차이점

장딴지근과 가자미근의 차이점은 간단해요. "넙다리뼈에 붙는가? 붙지 않는 가?"에요. 넙다리뼈에 붙어있는 장딴지근은 무릎의 움직임에 관여할 수 있고, 넙다리뼈에 붙어있지 않는 가자미근은 무릎의 움직임에 관여할 수 없어요. 장딴지근과 가자미근의 해부학적 차이를 이해하면 장딴지근과 가자미근을 스트레칭하는 방법도 다르다는 것을 이해할 수 있어요. 장딴지근은 무릎과 발목에 모두 붙어있기 때문에, **장딴지근을 스트레칭 할 때는 무릎을 펴두고 발등을 굽혀주는 방법**을 써요. 근육이 붙어있는 한 지점을 고정해 두고 반대쪽을 늘려주는 거죠. 반면, **가자미근은 무릎을 굽혀두고 발등을 굽혀주는 방법**으로 스트레칭을 해요.

　　장딴지근과 가자미근이 단축되어 있는 분들은 발목의 가동성이 좋지 않아 하체운동을 할 때 보상작용이 나타날 수 있어요. 예를 들어 스쿼트를 할 때 장딴지근과 가자미근이 단축되어 발등 굽힘이 잘 되지 않으면 무릎이 안쪽으로 들어가거나, 상체가 지나치게 숙여질 수 있어요. 따라서 하체운동을 할 때 발목의 가동범위가 떨어진다면 가자미근과 장딴지근을 스트레칭해주시면 도움을 받을 수 있어요.

비복근 스트레칭

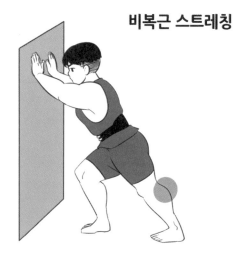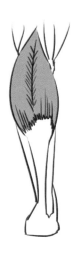

가자미근 스트레칭

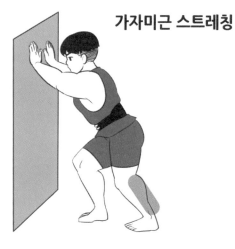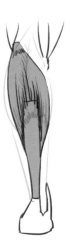

3. 발목의 발등 굽힘에 관여하는 근육들

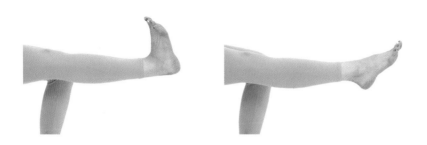

이번에는 조금 더 자세하게, 발목을 발등 쪽으로 굽히는데 관여하는 근육들에 대해서 알려드릴게요. 이 근육들이 제대로 된 역할을 하지 못하면 발목의 안정성이 떨어질 수 있기 때문에 꼼꼼히 점검해보는 것이 좋아요. 특히 스쿼트 할 때 앞쪽 발가락만 떨어지거나, 뒷꿈치가 떨어지는 등 발 부분의 안정성이 떨어진다면 더더욱 잘 확인해보세요.

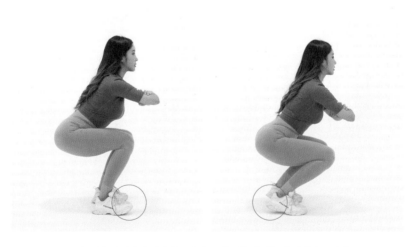

스쿼트 할 때 발가락 떨어지는 사진/스쿼트 할 때 뒷꿈치 떨어지는 사진

앞정강근(전경골근)

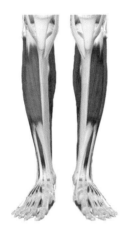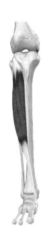

앞정강근은 정강뼈 바깥쪽의 위쪽에서 시작해서 발허리뼈에 닿는 종아리 근육이에요. 앞정강근은 종아리뼈의 가쪽에서 발의 안쪽에 붙어있어요. 정강뼈가 고정된 상태로 **앞정강근이 수축하면 발의 발등을 굽히거나, 안쪽번짐을 일으킬 수 있어요.** 발바닥굽힘근육인 가자미근, 장딴지근과는 길항(반대) 작용을 해서 발목의 안정성을 이루고 있어요.

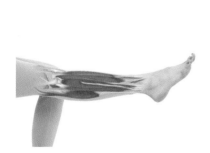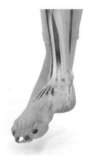

앞정강근의 위치   발목 안쪽 번짐

생각보다 앞정강근의 중요성을 간과할 수 있지만 앞정강근은 우리가 걷거나 달리거나 등산을 할 때, 다리를 수직방향으로 유지하는 활동들을 돕고 발목을 안정화하는 데 중요한 역할을 해요. 예를 들어 앞정강근이 약화된다면 발목의 발등굽힘이 제대로 일어나지 않아 발이 비뚤어진 상태로 보행을 하게 되며, 발의 아치 유지가 어려워질 수 있어요.

반대로 앞정강근이 단축되어 있다면 앞종아리가 두꺼워지게 되는데요. 장시간 운전을 해서 브레이크를 수시로 밟는다던가, 등산을 자주한다던가, 러닝을 자주하시는 분들은 앞정강근이 단축될 수 있기 때문에 폼롤러나 마사지볼로 풀어주시는 것이 좋아요.

긴발가락폄근(장지신근)

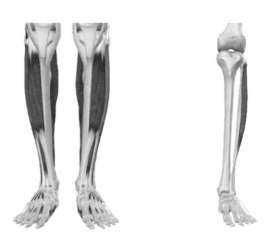

긴발가락폄근(장지신근)은 앞정강근과 비슷하게 발목을 정강이 쪽으로 끌어올려주는 역할을 해요. 또, 엄지발가락을 제외한 나머지 발가락을 들어올

핏블리의 하체운동 전략집

리는 역할을 하는 근육이에요. 발가락을 들어올려주기 때문이 우리가 걸을 때 발끝이 바닥에 끌리지 않도록 하여 보행에 중요한 역할을 합니다. 예를 들어 우리가 계단을 올라갈 때 발가락이 바닥에 닿지 않도록 해주는 것이 긴 발가락폄근의 역할이에요.

긴엄지폄근(장무지신근)

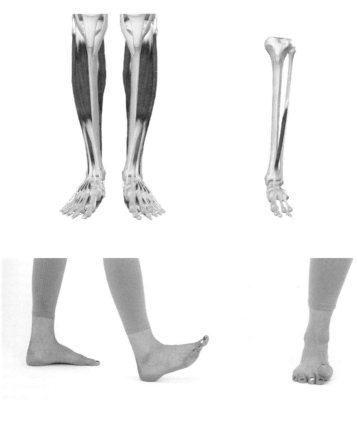

걸을 때 발등 들어올림   엄지발가락 들어올림

긴엄지폄근(장무지신근)은 엄지발가락을 들어올리는 역할을 하는 근육이에요. 긴발가락폄근이 엄지발가락을 제외한 나머지 발가락에 붙어있다면, 긴엄지폄근은 엄지발가락에 붙어있어요. 긴엄지폄근은 엄지발가락 위의 발등에 붙어있기 때문에 발등을 들어올려주는 역할, 엄지발가락이 바닥에 닿지 않게 해주는 근육이에요. 우리가 걸을 때 발의 앞쪽 부분의 속도를 줄여 뒷꿈치부터 걸을 수 있도록 해 주는 근육이죠. 긴엄지폄근, 긴발가락폄근, 앞정강근 이 세 개의 근육은 모두 다리의 앞쪽에 붙어서 발목을 정강이 쪽으로 끌어올리는 역할을 하는 근육들이에요.

4. 발목의 발바닥 굽힘에 관여하는 근육들

이번에는 발의 발바닥 굽힘에 관여하는 근육들에 대해서 알려드릴게요. 크게 **후경골근, 긴발가락굽힘근, 긴엄지굽힘근으로 구분**할 수 있는데요. 발목의 발등 굽힘에 관여하는 근육들이 발등에 붙어있는 경우가 많았다면, 발목의 발바닥 굽힘에 관여하는 근육들은 발바닥에 붙어있어요.

뒤정강근(후경골근)

뒤정강근은 발바닥의 아치를 만드는데 중요한 역할을 하는 근육이에요. 후경골근은 종아리의 뒤에서 발바닥 안쪽으로 내려와 발바닥에 닿아 있기 때문에 수축하면 발바닥의 안쪽을 들어줄 수 있어요. 또 종아리 뒤편에 붙어있기 때문이 이 근육이 수축하면 발끝이 내 몸에서 멀어지는 발목의 발바닥 굽힘을 만들 수 있어요.

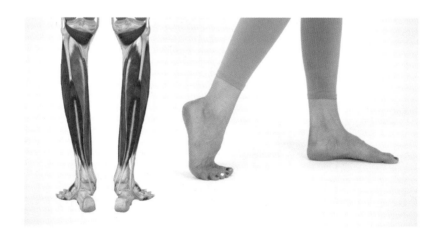

긴발가락굽힘근(장지굴근)

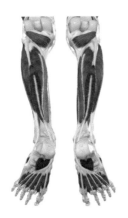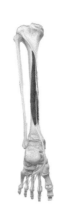

긴발가락굽힘근은 긴발가락폄근과는 다르게 종아리 뒤칸 깊은 층에 존재하는 근육이에요. 또 긴발가락폄근이 발등의 발가락 부분에 붙어있다면, 긴발가락굽힘근은 발가락 끝마디뼈의 발바닥 면쪽에 붙는다는 점이 달라요. 발바닥에 붙어있기 때문에, 수축하게 되면 발이 발바닥 쪽으로 굽어지게 할 수 있어요. 긴발가락굽힘근은 긴엄지굽힘근과 함께 발의 안쪽 아치 형성에 관여하는 중요한 근육이에요.

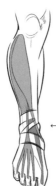

← 긴발가락폄근(발등에 붙음)

긴발가락굽힘근(발바닥에 붙음) →

긴엄지굽힘근(장무지굴근)

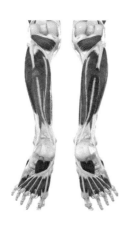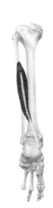

긴엄지굽힘근 역시 종아리 뒤 칸에 존재하는 근육으로 엄지발가락의 바닥에 닿아있어요. 가자미근을 걷어내면 긴엄지굽힘근을 볼 수 있는데요. 긴엄지굽힘근은 발바닥의 엄지발가락 아래에 붙어, 엄지발가락이 발바닥 면으로 굽혀질 수 있도록 하는 근육이에요. 마찬가지로 **발의 아치를 형성하는 기능**이 있어요. 또 엄지발가락을 바닥쪽으로 굽혀지게 하기 때문에 보행에 있어 **발끝을 뗄 때 중요한 작용**을 하는 근육이에요.

5. 기타 근육들

이외에도 긴종아리근과 짧은종아리근이 있어요. 긴종아리근과 짧은 종아리
근은 종아리 바깥쪽에 붙어있는 근육들이에요. 이 근육들이 수축하면 발바
닥이 바깥쪽으로 돌아가게 돼요. 즉 가쪽번짐과 발바닥 굽힘이 가능한 근육
입니다. 발의 가쪽 번짐을 중요하지 않게 생각할 수 있지만, **발의 안정성에
중요한 역할**을 담당해요. 예를 들어서, 보편적으로 우리가 발을 삘 때는 발
바닥이 안쪽을 보게 되는 안쪽 번짐 상태로 삐게 되는데요. 긴종아리근과 짧
은 종아리근은 안쪽 번짐에 대한 대항근 역할을 하기 때문에 우리가 서있거
나 걸어다닐 때 **발목을 보호하는 역할**을 해요.

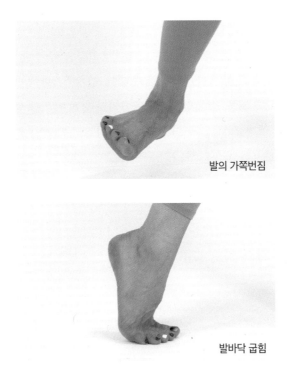

발의 가쪽번짐

발바닥 굽힘

핏블리의 하체운동 전략집

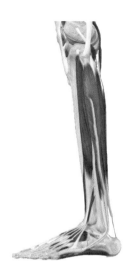

긴종아리근

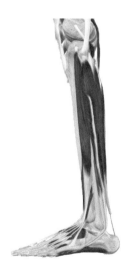

짧은종아리근

5. 하체 근육의 해부학적 이해와 하체운동

그럼 지금부터 하체 근육에 대해서 이해한 내용과 하체 운동을 연관지어서 생각해보도록 할게요. 근육의 기능과 머신의 구조를 연관지어보면, 왜 그 머신이 그렇게 생겼는지 이해하실 수 있을 거예요.

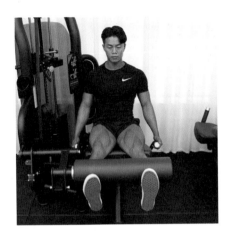

레그익스텐션

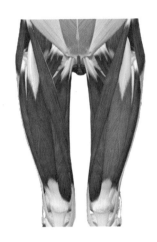

넙다리네갈래근

먼저 가장 흔하게 하는 레그 익스텐션입니다. 레그익스텐션은 우리 허벅지 앞쪽에 있는 넙다리네갈래근을 자극하기 위한 운동기구에요. 허벅지 앞쪽에서 네갈래로 갈라져 있는 근육인 넙다리네갈래근은 무릎을 펴는데 중요한 역할을 하는 근육이에요. 이 네갈래의 근육들은 모두 무릎의 인대에서 모이고 정강뼈에 닿아서 근육이 수축하면 무릎관절을 펴는 역할을 해요. 따라서 레그익스텐션은 무릎을 펴는 동작에 무게를 추가해서 넙다리네갈래근에 부하를 주도록 설계되어 있어요. 우리가 무게를 들어 올리면서 무릎을 펴면, 넙다리네갈래근은 근육의 길이가 가장 짧아진 상태로 수축하게 되고, 우리가 무게를 버티면서 천천히 무릎을 굽히면, 넙다리네갈래근은 무게를 버티면서 근육의 길이가 길어지게 되는 거예요.

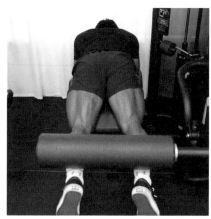

레그컬

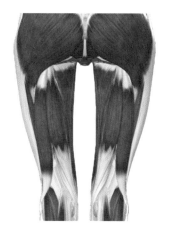

넙다리뒤근

　이번에는 레그컬을 살펴볼게요. 레그컬은 우리 허벅지 뒤쪽에 있는 넙다리뒤근을 자극하기 위한 운동기구예요. 허벅지 뒤쪽에 있는 넙다리뒤근은 무릎을 굽히는데 중요한 역할을 하는 근육이에요. 따라서 레그컬을 할 때 무게를 아킬레스건에 얹은 상태로 무릎을 굽히면, 넙다리뒤근은 무게를 버티면서 근육의 길이가 짧아지게 돼요. 반면 무릎을 펴면 넙다리뒤근은 무게를 버티면서 근육의 길이가 길어지게 되죠. 해부학적인 이해에 기초하면 그냥 했던 하체운동 동작들도, 그 원리와 이유를 이해할 수 있어요.

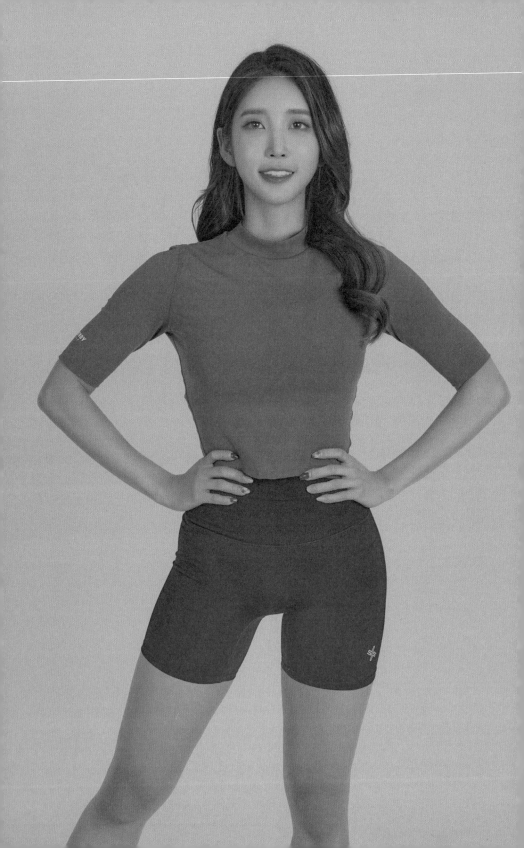

2장
하체 운동 전
꼭 점검해야 하는 것

잘못된 생활습관

다리 꼬고 앉기	골반 후반경사하고 앉기	짝다리 짚기
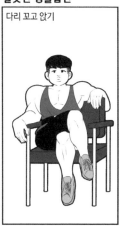	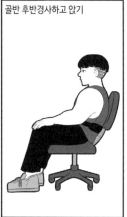	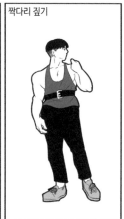

여러분은 현재 '나의 골반 정렬 상태'에 대해서 잘 알고 있으신가요? 대부분의 현대인들은 앉아서 생활하는 시간이 길고, 잘못된 생활 습관으로 인해서 골반의 정렬이 무너져 있는 상태인데요. 사실 전방경사, 후방경사, 좌우 비대칭 등등 제대로 된 골반의 정렬을 가진 사람이 거의 없어요.

우리 골반의 상태가 변형되면 전반적인 근육의 길이가 달라지게 되는데요. **자신의 현재 신체 상태에 맞게 루틴을 구성하는 것이 중요해요.** 골반의 기울기가 달라진 분들은 **변형된 근육의 길이에 초점을 맞춰 웜업**을 해 주시는 것을 추천드리고 싶습니다.

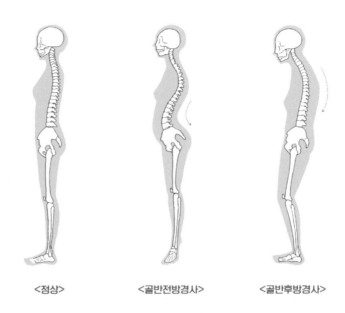

<정상> <골반전방경사> <골반후방경사>

　전방경사, 골반이 앞쪽으로 기울어져 있는 분들은 엉덩이에 자극을 잘 느끼지 못하고, 스쿼트와 같은 하체운동을 했을 때 앞쪽 허벅지에만 자극을 느끼는 경우가 많아요. 후반경사, 골반이 뒤로 기울어져 있는 분들은 데드리프트와 같은 운동을 했을 때 힙힌지가 제대로 나오지 않고 자꾸 꼬리뼈가 말리는 모양이 보이기도 합니다.

- 골반이 전방으로 경사돼 있으면 엉덩이 힘 풀리고 앞쪽 허벅지 자극 위주로 옴
- 골반이 후방으로 경사돼 있으면 둔근이 단축되어 늘리는 동작이 잘 안됨

　따라서 나의 현재 골반 상태를 점검해 보고 이를 이해한 후 하체 운동을 하는 것이 중요해요.

핏블리의 하체운동 전략집

01

골반의 전방경사

골반의 전방 경사란?

골반 전방 경사란 한마디로 오리 궁뎅이를 이야기해요. **골반 전방경사는 골반이 중립보다 앞으로 기울어진 상태**를 말합니다. 골반이 앞으로 회전하면서 상대적으로 엉덩이가 뒤로 빠져보이는 듯한 자세가 되는 거예요. 실제로 많은 회원분들의 체형을 분석해보면 많은 사무직분들의 골반이 전방으로 경사되어 있어요. 의자에 오래 앉아있다 보니 복부에 힘을 주지 못하고 앞쪽으로 기울어져, 근육이 짧아져 있는 거예요.

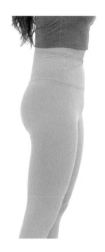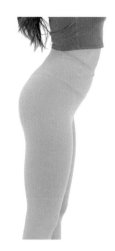

중립 골반 vs 골반 전방 경사 비교

골반의 전방 경사의 단점

전방경사의 단점은 여러가지가 있는데 **첫 번째, 체형이 변하게 되어요.** 골반이 전방경사되면 아랫배가 늘어난 상태가 되고 복부에 지방이 축적되기가 좋습니다. 특히, 여성분들이 아랫배 고민을 많이 하시는데, 아랫배가 나와 보이는 분들은 골반이 전방으로 경사되어 있을 확률이 높아요. 또 늘어나 있는 하복부를 제대로 사용하지 못하는 경우가 많습니다.

둘째, 허리가 아플 수 있어요. 전방경사인 경우에는 골반이 앞쪽으로 기울어지게 되는데요. 앞쪽으로 기울어지는 골반을 버티기 위해 허리근육이 과하게 사용되어 통증이 발생할 수 있어요.

셋째, 앞쪽 엉덩관절 근육이 단축되어서 어떤 것을 해도 앞쪽 허벅지에만 자극이 갈 확률이 높아요. 골반이 앞으로 기울어져서 다리 앞쪽 근육의 긴장도가 높아지기 때문에 스쿼트나 레그프레스 같은 하체 운동을 진행하면 앞쪽 허벅지에 자꾸 자극이 오게 되는 거에요. 심한 경우에는 대퇴골이 앞으로 밀리면서 골반 앞쪽 구조물을 압박하여 엉덩관절을 접는 동작 또는 운동에서 엉덩관절 통증이 자꾸 발생할 수도 있습니다.

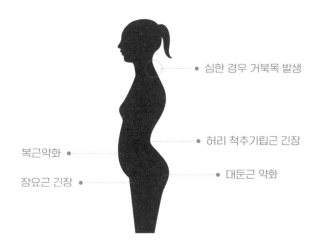

● 심한 경우 거북목 발생

● 허리 척추기립근 긴장

복근약화 ●

장요근 긴장 ●

● 대둔근 약화

골반 전방 경사의 체형 변화

골반의 전방 경사를 확인하는 방법

원래 우리 골반은 앞으로 살짝 기울어져 있어요. 골반의 전상장골극이 전방으로 약 7-10도 정도 기울어진 구조가 정상이지만 이 정상적인 각도를 벗어나서 더 앞으로 기울어지게 될 경우 골반이 전방으로 경사된 것을 의미해요.

쉽게는 치골 결합부와 ASIS가 같은 라인에 있을 때 우리는 중립 골반이라고 이야기를 해요. **ASIS가 치골 결합부보다 더 앞으로 튀어나와 있다면** 이는 골반이 앞으로 경사되어 있다는 것을 의미해요.

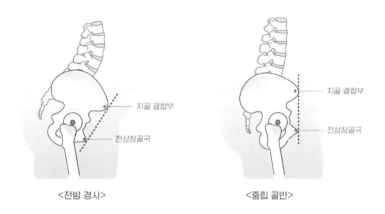

＜전방 경사＞   ＜중립 골반＞

골반의 전방 경사로 인해 달라지는 근육의 길이

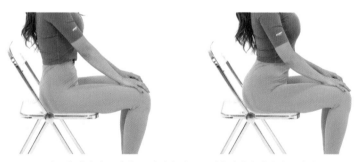

바르게 앉아있는 자세 vs 엉덩이가 앞으로 기울어지며 앉아있는 자세

골반의 전방경사는 대부분 오래 앉아 있는 좌식생활로 인해서 발생해요. 의자에 오래 앉아 있게 되면 우리는 계속 엉덩관절을 굽혀둔 상태로 생활하게 돼요. 이로 인해서 근육의 길이가 변화하게 돼요. 이런 경우 엉덩관절을 접어주는 엉덩허리근, 넙다리곧은근과 같은 근육은 짧아진 상태로 굳어지게 되고,

핏블리의 하체운동 전략집

엉덩관절을 펴주는 넙다리뒤근, 볼기근 같은 근육들은 약화되게 돼요. 의자에 앉아서 생활하는 시간이 길어질수록 엉덩관절을 굽혀주는 근육들은 점점 더 타이트해지고, 골반은 앞으로 점점 기울어지며 우리 몸의 무게중심이 바뀌게 됩니다.

서 있을 때도 무게 중심이 앞쪽에 실리게 되는 거에요. 특히 엉덩관절을 굽혀주는 근육이 단축되어 있는 경우에는 우리가 똑바로 서려는 시도를 해도 계속해서 굽혀져 있는 상태를 유지하게 돼요. **점점 앞쪽 허벅지 근육이 많이 사용되게 되고 볼기근과 같은 후면 근육은 약화**가 되는 거예요. 이런 경우에는 어떤 운동을 하더라도 엉덩관절이 펴지지 않아 잔뜩 허벅지에만 자극이 느껴질 수 있어요. 이런 분들을 위해서는 요골반을 안정화시켜줄 수 있는 엉덩허리근 스트레칭과 데드버그 같은 운동을 해 준 후, 엉덩관절을 펴는 근육인 넙다리뒤근과 볼기근을 사용하는 힙운동을 해주는 것이 좋아요.

장요근(엉덩허리근)

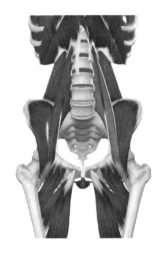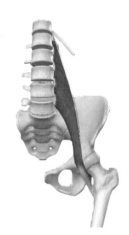

엉덩허리근은 엉덩관절 굽힘근 중에서 가장 힘이 강한 근육이에요. **전방경사인 경우 엉덩허리근이 단축**되어 있을 가능성이 큽니다. 엉덩허리근이 단축되면 엉덩관절을 펴는 동작에 제한이 생길 수 있고, 다양한 하체운동 동작을 할 때 앞쪽 허벅지에 자극을 느낄 가능성이 커져요. 엉덩허리근을 스트레칭해줄 수 있는 방법은 차근차근 뒤에서 알려드릴게요.

핏블리의 하체운동 전략집

대퇴직근(넙다리곧은근)

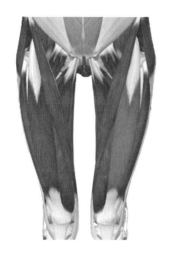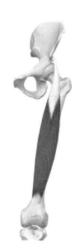

　　넙다리곧은근은 골반의 아래에 있는 전하장골극에 붙어있기 때문에 골**반이 전방으로 경사되면 수축**하게 됩니다. 골반이 전방으로 경사되어 있는 상태가 지속되면 근육의 길이가 짧아져 버리게 돼요. 넙다리곧은근이 단축되면 다양한 동작을 할 때 앞쪽 허벅지에 지나치게 자극이 가게 돼요. 정상적인 움직임 패턴이 무너지고, 다리를 뒤로 차올리는 신전의 가동범위가 줄어들 수 있어요. 따라서 전방경사인 분들은 대퇴직근도 꼭 풀어주셔야 해요.

대둔근(큰볼기근)

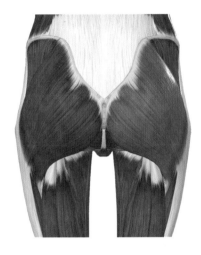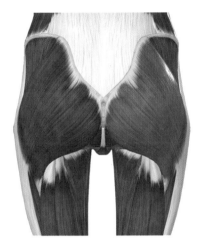

큰볼기근은 골반에 붙어있기 때문에 **골반이 앞으로 기울어지게 되면, 기시점 부근에 장력이 발생한 상태로 근육의 길이가 늘어나게 됩니다.** 전방 경사인 분들은 큰볼기근의 길이가 늘어나서 엉덩이 운동을 하더라도 제대로 된 자극을 느끼지 못하는 경우가 많아요. 따라서 전체적인 체형교정운동을 꾸준히 해 주셔야 합니다.

햄스트링(넙다리뒤근)

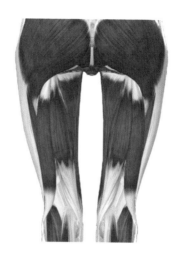

넙다리뒤근은 여러 갈래로 이루어진 근육이에요. 대퇴골에 붙어있는 넙다리두갈래근의 짧은갈래를 제외하고 나머지 근육들은 골반의 좌골결절에 붙어있습니다. **골반이 전방으로 경사되면 넙다리두갈래근은 길이가 늘어나면서 억제**됩니다. 쉽게 말하면 길이가 늘어난 고무줄처럼, 팽팽하게 늘어나 있는 상태예요. 골반이 전방으로 경사된 상태가 지속되면 넙다리두갈래근은 앞으로 기울어지는 골반, 엉덩관절이 더욱 굽힘되는 것을 막기 위해 길이가 늘어난 상태에서 지속적인 수축을 하게 됩니다.

골반의 전방경사를 교정해 줄 수 있는 운동

1단계 - 단축된 근육 풀어주기

골반이 전방으로 기울어져 있는 경우, 단축된 근육들을 먼저 풀어주는 것이 교정하기 위한 첫 번째 단계입니다. 전방경사인 분들은 앞으로 기울어진 골반, 늘어나 있는 큰볼기근으로 인해 허리가 과하게 신장되어 있는 경우가 많은데요. 특히 이중에서도 등허리근막을 풀어주시는 것이 중요합니다. 등허리근막은 큰볼기근, 넓은등근 등 여러 근육들이 연결되는 중요한 근막이에요. 등허리근막이 뭉치면 허리, 골반통증의 원인이 되기 때문에 이를 풀어주는 것만으로도 신체 컨디션이 많이 좋아지는 것을 느끼실 수 있을 거예요.

○ 등허리근막(흉요근막) 근막이완

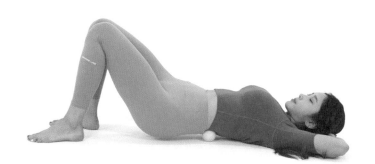

첫째, 산모양 자세로 누워주세요.

둘째, 마사지볼을 흉요근막의 위치에 놓아줍니다.

셋째, 마사지볼이 근막을 지그시 누르도록 하여 근막을 이완해줍니다.

넷째, 1분간 진행해 주시고, 호흡은 편안하게 해 주세요.

○ 척주세움근(기립근) 스트레칭

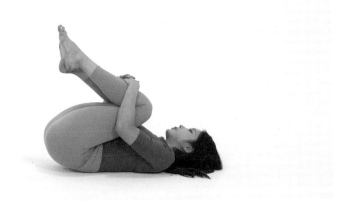

첫째, 천장을 보고 무릎을 구부린 상태로 편안하게 누워줍니다.

둘째, 두팔로 무릎을 안아 가슴쪽으로 당겨줍니다.

셋째, 허리 쪽에 당김이 느껴지면 숨을 천천히 들이마셔서
    허리쪽으로 공기를 넣어 부풀려줍니다. 숨을 들이마시면서
    허리를 더 늘려주세요.

넷째, 30초~1분간 진행하며 3세트 수행해주세요.

○ 넓은등근 근막이완

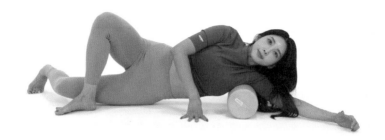

첫째, 옆으로 누워 팔을 벌려 넓은등근 밑에 폼롤러를 둡니다.

둘째, 위쪽에 위치한 팔로 바닥을 짚어주고 위 아래로 이동하며 풀어줍니다.

셋째, 통증이 심한 부위에서 멈춰 통증이 줄어들 때까지 압박해줍니다.

넷째, 근막을 이완할 때 근육에 힘을 주면 제대로 이완할 수 없으니
　　　주의해야 합니다.

○ 캣스트레치

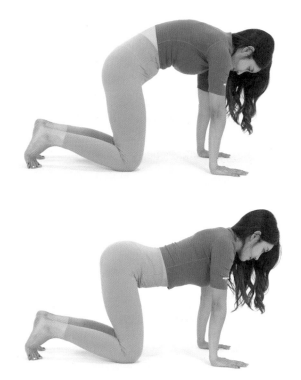

첫째, 네발 기기 자세로 엎드립니다.

둘째, 팔은 어깨 밑의 골반 아래에 위치하도록 해 주세요.

셋째, 호흡을 마시고 내쉬면서 꼬리뼈부터 굴곡시켜 목뼈를 하나하나 밀어
       C 커브를 만들어 주세요.

넷째, 마시면서 흉곽을 벌리고 복부를 유지하고 머리와 어깨는 이완시킵니다.

다섯째, 내쉬면서 꼬리뼈부터 머리까지 하나하나 신전하여
       중립 자세로 돌아옵니다.

○ 허리네모근(요방형근) 스트레칭

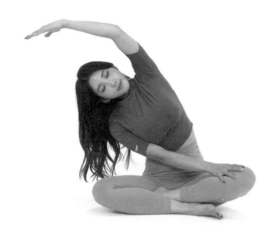

첫째, 아빠 다리로 앉아 한쪽 손으로 반대 무릎을 잡습니다.

둘째, 반대 손을 귀에 붙이고 깊게 호흡하며 반대쪽 무릎 방향으로
　　　상체를 최대한 늘립니다.

셋째, 손끝을 계속 뻗어내 주세요.

넷째, 무릎이 바닥에서 떨어지지 않게 계속 눌러주세요.

다섯째, 20초씩 2세트 반복합니다.

○ 엉덩허리근(장요근) 스트레칭

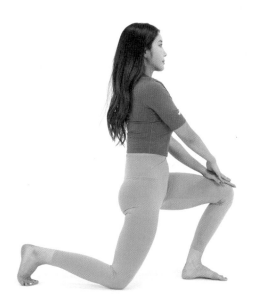

첫째, 런지자세처럼 한쪽 다리는 앞으로 내밀어 무릎을 꿇은 반 무릎 자세에서
     상체는 허리가 꺾이지 않게 곧게 펴줍니다.

둘째, 허리가 꺾이지 않게 배꼽을 등으로 붙인다는 느낌으로 복압을 잡은 후
     몸통을 앞으로 이동시켜서 장요근을 늘려줍니다.

셋째, 30초 5~8회 반복하면서 점진적으로 더 많이 늘리려고 해 주세요.
     몸통이 앞으로 이동할 때 허리가 꺾이면 장요근이 제대로
     이완되지 않기 때문에 몸통을 곧게 세우고 복압이 절대로 풀리지
     않아야 합니다.

○ 넙다리곧은근(대퇴직근) 스트레칭

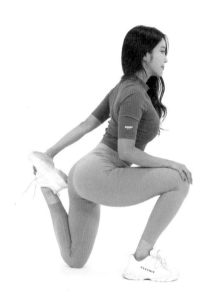

첫째, 런지자세처럼 한쪽 다리를 앞으로 내밀어 반 무릎 자세에서
　　　상체는 허리가 꺾이지 않도록 곧게 세워줍니다.
둘째, 발목을 한 손으로 잡아 무릎을 구부려주거나 스텝박스 위에 올려줍니다.
셋째, 허리가 꺾이지 않게 배꼽을 등으로 붙인다는 느낌으로 복압을 잡은 후
　　　몸통을 앞으로 이동시켜 넙다리곧은근을 늘려줍니다.
넷째, 30초동안 유지하며 5~8회 반복하며 점진적으로 더 많이 늘리려고
　　　노력해주세요.

○ 모음근(내전근) 스트레칭

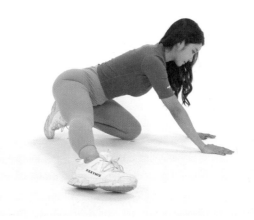

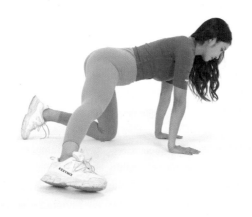

첫째, 척추 정렬을 잡은 후 개구리자세를 취해줍니다.

둘째, 스트레칭 할 다리를 옆으로 쭉 펴줍니다.

셋째, 엉덩이를 가능한 뒤로 뺀 뒤 30초간 늘려줍니다.

이 때 허리는 중립을 유지하도록 합니다.

2단계 - 약화된 근육 강화시켜주기

단축된 근육들을 풀어주었다면, 전방경사로 인해 약화되어있던 근육들을 강화해주는 동작을 해 주어야 합니다. 큰볼기근, 복근과 같은 근육들을 강화하여 골반의 경사를 원래대로 되돌릴 수 있도록 해주는 동작들입니다.

○ 브릿지

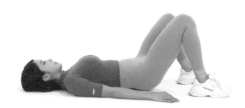

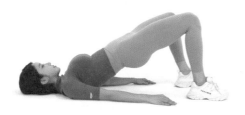

첫째, 바닥에 누워 다리를 산모양으로 세워줍니다.

둘째, 발을 어깨너비만큼 벌려줍니다.

셋째, 배꼽을 살짝 안으로 넣는 힘을 주면서 몸통이 일자가 되도록
      골반을 들어 줍니다.

넷째, 위로 올라왔을 때 엉덩이 근육을 수축시켜줍니다.

다섯째, 5초간 유지해준 후 골반을 아래로 내립니다.

○ 데드버그

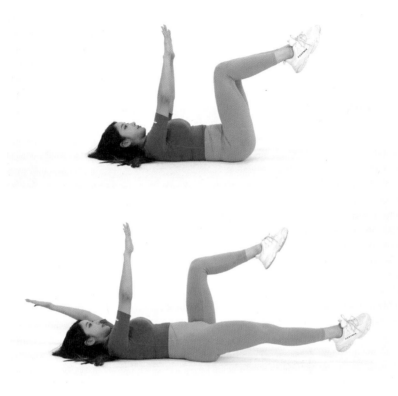

첫째, 바닥에 등을 기대고 누워줍니다.

둘째, 배꼽을 살짝 안으로 넣는 힘을 줍니다.

셋째, 팔은 앞으로 나란히, 다리는 무릎을 90도로 구부려 들어줍니다.

넷째, 복부의 힘을 유지한 상태에서 팔만 움직입니다.

다섯째, 복부의 힘을 유지한 상태에서 다리만 움직입니다.

여섯째, 복부의 힘을 유지한 상태에서 반대쪽 팔과 다리를 동시에 움직입니다.

○ 플랭크

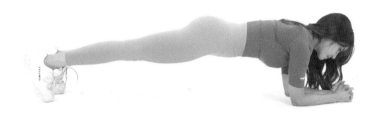

첫째, 어깨와 팔꿈치가 90도를 이루게 해 줍니다.

둘째, 시선은 아래로 향하고 상체와 하체를 일직선으로 만들어줍니다.

셋째, 코어에 힘을 준 상태에서 길게 늘리는 힘을 줍니다.

넷째, 동작이 익숙해지면 팔이나 다리를 들어올리는 방식으로
난이도를 높여주세요.

○ 쿡브릿지 운동

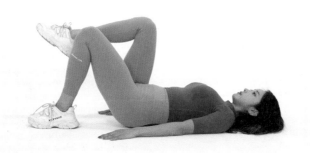

첫째, 바닥에 누워 마사지볼이나 수건을 한쪽 엉덩관절 사이에 끼워줍니다.

둘째, 다리를 들면서 엉덩관절 위의 마사지볼을 조여주세요.

셋째, 반대쪽 엉덩이에도 힘을 주며 발로 바닥을 밀어 들어올립니다.

넷째, 양손과 어깨로 바닥을 계속 눌러주세요.

다섯째, 5초 버티고 천천히 내려옵니다.

핏블리의 하체운동 전략집

전방 경사 교정 운동

흉요근막 근막이완	척추세움근 스트레칭	넓은등근 근막이완	캣스트레치
내전근 스트레칭	대퇴직근 스트레칭	장요근 스트레칭	요방형근 스트레칭
브릿지	데드버그	플랭크	쿳브릿지 운동

하체 운동 전 꼭 점검해야 하는 것

02

골반의 후방경사

골반의 후방 경사란?

골반의 후방경사란 전방경사와 반대로 꼬리뼈가 안으로 말리고 골반이 중립보다 뒤로 기울어진 상태를 말합니다. 보편적으로 의자에 앉아있을 때 등과 꼬리뼈를 둥글게 말고 앉아있는 분들에게서 많이 나타나요. 골반의 전방경사와는 반대로 뒤쪽의 근육이 짧아지면서 골반이 뒤로 돌아간 것이라고 볼 수 있어요. 골반의 후방경사로 인해 골반이 뒤로 회전하면 상대적으로 엉덩이가 굉장히 밋밋해보이는 자세가 돼요.

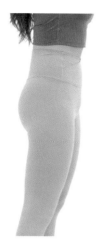
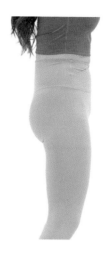

골반 중립 자세   골반 후방 경사

골반의 후방 경사의 단점

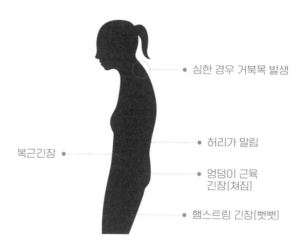

심한 경우 거북목 발생

복근긴장

허리가 말림

엉덩이 근육
긴장(쳐짐)

햄스트링 긴장(뻣뻣)

골반 후방 경사로 변화된 근육의 길이

하체 운동 전 꼭 점검해야 하는 것

후방경사의 단점은 여러가지가 있는데 **첫째, 엉덩이가 쳐져보여요.** 원래의 골반 각도보다 뒤로 경사가 져 있기 때문에 꼬리뼈가 원래 위치보다 아래로 내려가게 되고, 이로 인해 엉덩이가 쳐져보입니다.

둘째, 허리에 무리가 많이 가요. 골반이 뒤로 말리게 되면 허리뼈 4-5번이 꺾여 척추뼈 또는 디스크에 가해지는 압박력이 높아질 수 있어요. 특히 후방경사가 있는 분들은 스쿼트나 런지를 할 때에도 꼬리뼈 하단이 말리는 '벗윙크'가 일어나는 경우가 정말 많이 있어요. 꼬리뼈 하단이 지속적으로 말리는 자세는 마찬가지로 디스크에 무리가 될 수 있어요.

셋째, 하체 운동을 했을 때, 엉덩이가 아닌 넙다리뒤근에 주된 자극이 갈 확률이 높아요. 골반이 후방으로 경사되어 있을 경우 큰볼기근보다 허벅지 뒤 넙다리뒤근이 더 우세하게 쓰이는 패턴이 나타납니다.

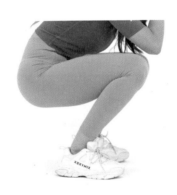

골반의 후방 경사를 확인하는 방법

원래 우리 골반은 앞으로 살짝 기울어져 있어요. 골반의 전상장골극이 전방으로 약 7-10도 정도 기울어진 구조가 정상이지만 이 정상적인 각도를 벗어나서 뒤로 기울어지게 될 경우 골반이 후방으로 경사된 것을 의미해요.

쉽게는 치골 결합부와 ASIS가 같은 라인에 있을 때 우리는 중립 골반이라고 이야기를 해요. ASIS가 치골 결합부보다 더 뒤에 있다면 이는 골반이 뒤로 경사되어 있다는 것을 의미해요.

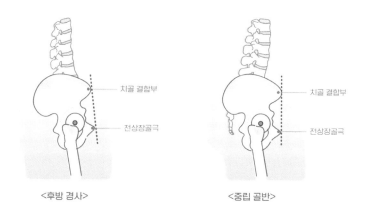

골반의 후방 경사로 인해 달라지는 근육의 길이

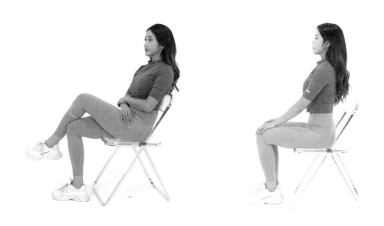

꼬리뼈가 말린 상태 vs 바른 자세

골반의 후방경사도 전방경사와 마찬가지로 대부분 오래 앉아있는 좌식생활로 인해서 발생해요. 다만 전방경사의 경우와는 다르게 꼬리뼈와 허리라인이 둥글게 말려있는 상태로 오래 앉아있는 분들에게서 흔히 나타나게 됩니다. 골반의 각도가 뒤로 돌아가 있기 때문에, 근육의 길이가 변화하게 되는데요. 이런 경우 **큰볼기근, 넙다리두갈래근, 배곧은근이 짧아진 상태로 굳어지게 되고 척주세움근, 엉덩허리근, 넙다리곧은근과 같은 근육은 약화**되게 됩니다.

배곧은근(복직근)

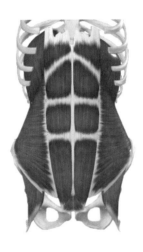

후방경사인 경우 천골과 미골이 엉덩관절 방향으로 하강하기 때문에 배곧은근이 붙어있는 치골결합이 척추 방향으로 함께 올라가면서 배곧은근의 아래섬유의 근수축이 일어날 수 있어요. **골반이 뒤로 기울어지면서 척주세움근은 늘어나고 배곧은근은 짧아지게 되는** 거예요.

핏블리의 하체운동 전략집

넙다리곧은근(대퇴직근)

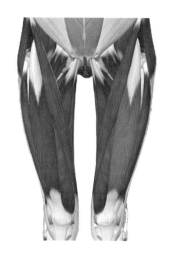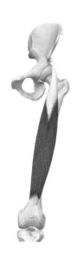

넙다리곧은근은 골반의 아래에 있는 전하장골극에 붙어있기 때문에 골반이 후방으로 경사되면 늘어나게 됩니다. 넙다리곧은근이 늘어나게 되면 전반적인 근력의 저하를 야기할 수 있습니다. 특히 넙다리곧은근은 무릎을 펴는 데 관여하는 중요한 근육이기 때문에 근육의 변형은 무릎 주변부의 안정성과 기능을 저하시키게 됩니다.

큰볼기근(대둔근)

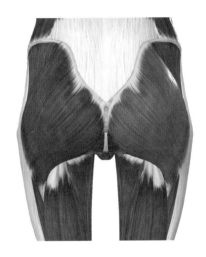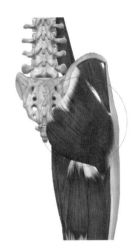

큰볼기근은 골반에 붙어있는 근육입니다. 골반이 뒤로 기울어지게 되면, 큰볼기근이 붙어있는 지점이 하강하게 되어 큰볼기근의 근수축이 함께 발생하게 됩니다. 따라서, 골반 후방경사인 분들은 짧은 볼기근 때문에 스쿼트 하강자세에서 **꼬리뼈말림(벗윙크)이 나타나는 경우**가 많습니다.

햄스트링(넙다리뒤근)

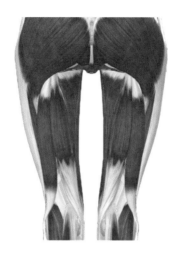

넙다리뒤근은 대퇴골에 붙어있는 넙다리두갈래근의 짧은갈래를 제외하고 나머지 근육들이 골반의 좌골결절에 붙어있습니다. **골반이 후방으로 경사되면 넙다리두갈래근은 길이가 짧아지면서 단축**됩니다. 또한 넙다리뒤근은 무릎 부분에 정지점을 가지고 있기 때문에 대퇴이두근 장두가 짧아진다면 무릎이 안쪽으로 모이는 외반슬이 나타나는 경우도 있습니다.

골반의 후방경사를 교정해 줄 수 있는 운동

1단계 - 단축된 근육 풀어주기

골반이 후방으로 기울어져 있는 상태에서 단축된 근육들을 먼저 풀어주는 것이 후방경사를 교정하기 위한 첫 번째 단계입니다. 후방경사인 분들은 뒤로 기울어진 골반, 짧아진 넙다리뒤근과 볼기근으로 인해서 허리가 자꾸만 구부러지게 되는데요. 따라서 넙다리뒤근과 볼기근을 풀어주시는 것이 중요합니다. 넙다리뒤근이 뭉치면 허리, 골반통증의 원인이 되기 때문에 이를 풀어주는 것만으로도 신체 컨디션이 많이 좋아지는 것을 느끼실 수 있을 거예요.

○ 넙다리뒤근 스트레칭

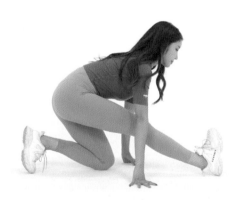

첫째, 무릎을 꿇고 앉아주세요. 이 때 척추 정렬을 바르게 합니다.

둘째, 늘리고자 하는 다리를 앞으로 뻗어주세요.

　　　무릎은 완전히 펴지 말고 살짝 구부린 상태를 유지해 주세요.

셋째, 허리가 말리지 않게 척추 정렬을 유지하며 팬티라인만 접히도록 하여

　　　앞으로 숙여줍니다.

넷째, 30초 정도 늘리며 5~8회 반복합니다.

○ 넙다리뒤근 근막이완

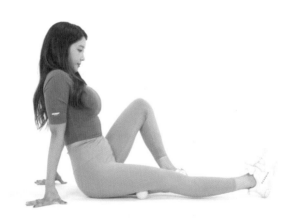

첫째, 넙다리뒤근 위치에 마사지볼을 놓고 앉습니다.

둘째, 아픈 부위를 찾아서 원을 그리듯이 마사지볼로 풀어줍니다.

셋째, 반대쪽도 반복해 줍니다.

○ 볼기근 스트레칭

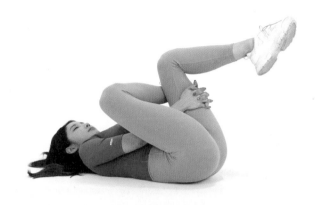

첫째, 천장을 보고 무릎을 구부린 상태로 편하게 누워줍니다.

둘째, 스트레칭할 엉덩이를 반대쪽 무릎 위에 양반다리 모양으로 올려줍니다.

셋째, 바닥을 지지하고 있는 쪽 무릎 뒤로 손 깍지를 낍니다.

넷째, 꼬리뼈가 바닥에서 떨어지지 않게 약간 바닥을 누르는 힘을 준 상태에서
몸쪽으로 다리를 끌어당깁니다.

다섯째, 30초간 늘려주며 5-8회 반복합니다.
이때 점진적으로 가동성을 늘려주세요.

○ 볼기근 스트레칭 2

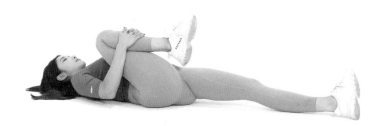

첫째, 바닥에 누워서 양손으로 허벅지를 잡아줍니다.

둘째, 무릎을 살짝 구부려서 허벅지를 그대로 당겨 올려줍니다

셋째, 볼기근이 늘어나는 느낌에 집중하면서 15초씩 3세트 반복해줍니다.

○ 볼기근 근막이완

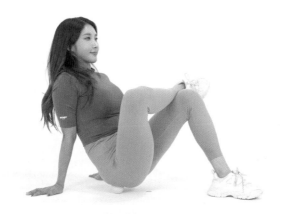

첫째, 엉덩이 아래에 마사지볼을 놓습니다.

둘째, 아픈 부위를 찾아서 원을 그리듯이 마사지볼로 근육을 이완해줍니다.

셋째, 60초 이상 근막이완 한 후 반대쪽도 풀어줍니다.

○ 배곧은근 스트레칭

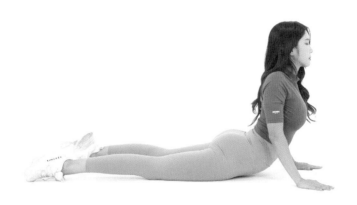

첫째, 편안하게 엎드려 줍니다.

둘째, 골반으로 바닥을 가볍게 눌러 하복부에 긴장감을 줍니다.

셋째, 두 손바닥을 가슴 옆에 위치시켜 가볍게 상체를 들어 올립니다.

넷째, 명치 근처의 당김을 느끼며 30초 동안 심호흡을 하며 늘려줍니다.

다섯째, 손바닥을 머리 가까이에 가져갈수록 허리가 꺾이는 각도가

       낮아지기 때문에 허리 통증이 있다면 손의 위치를 수정하시기 바랍니다.

○ 배곧은근 근막이완

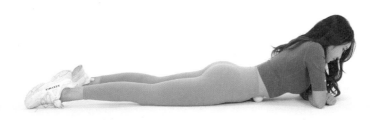

첫째, 마사지볼을 복부에 둔 후 엎드려줍니다.

둘째, 호흡을 내쉬며 뭉친 부위를 마사지볼로 지그시 눌러줍니다.

셋째, 1~2분 가량 이완해주며 너무 과도하게 누르지 않도록 주의해줍니다.

2단계 - 약화된 근육 강화시켜주기

단축된 근육들을 풀어주었다면, 후방경사로 인해 약화되어 있던 근육들을 강화해주는 동작을 해 주어야 합니다. 척주세움근 같은 근육들을 강화하여 골반의 경사를 원래대로 되돌릴 수 있도록 해주는 동작들입니다.

○ 척주세움근 강화 운동

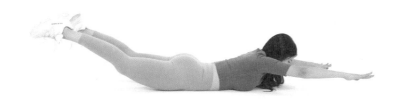

첫째, 복부가 바닥에 닿도록 엎드려 줍니다.

둘째, 배꼽을 안으로 쏙 넣는 힘을 주고 양팔을 앞으로 뻗어 늘려줍니다.

셋째, 상체를 들어올리고 발도 바닥에서 들어올립니다.

넷째, 5~10초 동안 유지했다가 내려옵니다. 30번 반복해주세요.

○ 굿모닝

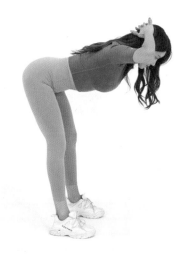

첫째, 배꼽을 안으로 살짝 말아넣는 힘을 줍니다.

둘째, 무릎을 살짝 구부리며 엉덩이를 뒤로 밀어내 줍니다.

셋째, 엉덩이의 힘으로 골반을 일으켜줍니다.

○ 엉덩허리근 운동

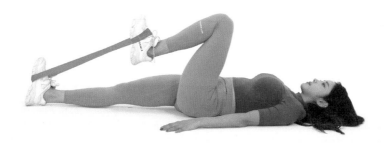

첫째, 바닥에 등을 대고 누워주세요.

둘째, 밴드를 발에 끼워주세요.

셋째, 복부에 힘을 준 상태에서 그대로 밴드를 위로 당겨줍니다.

넷째, 천천히 원래 위치로 내려두어 주세요.

○ 하프 익스텐션

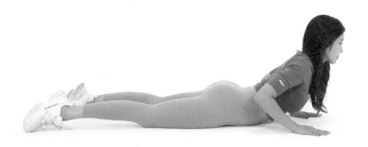

첫째, 바닥에 엎드려주세요.

둘째, 팔은 W자로 만들어 손바닥을 매트로 향하게 해 어깨 옆에 둡니다.

셋째, 손으로 바닥을 살짝 밀어내면서 흉추와 경추를 신전해 주세요.

넷째, 천천히 원래 위치로 내려두어 주세요.

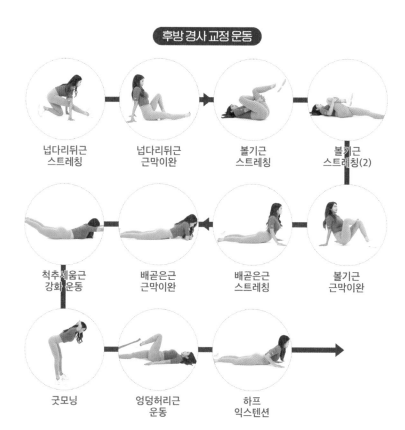

후방 경사 교정 운동

- 넙다리뒤근 스트레칭
- 넙다리뒤근 근막이완
- 볼기근 스트레칭
- 볼기근 스트레칭(2)
- 척추세움근 강화운동
- 배곧은근 근막이완
- 배곧은근 스트레칭
- 볼기근 근막이완
- 굿모닝
- 엉덩허리근 운동
- 하프 익스텐션

하체 운동 전 꼭 점검해야 하는 것

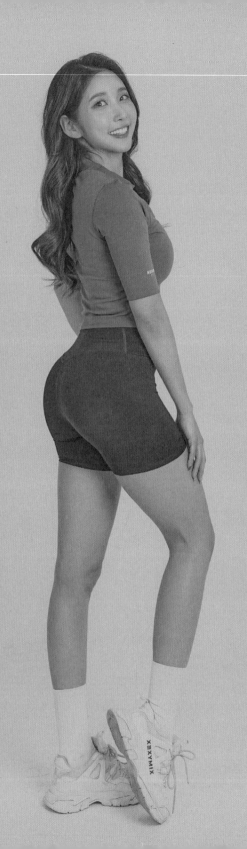

3강
엉덩이가 3배 커지는
하체운동 루틴

하체 스트레칭 방법

대부분의 현대인들은 엉덩관절이 뻣뻣하게 굳어있거나, 비대칭인 경우가 많습니다. **엉덩관절을 충분히 풀어주지 않고 중량운동을 하게 될 경우 타겟부위에 자극이 제대로 오지 않거나 관절에 손상을 입을 수 있어요.** 따라서 웨이트 트레이닝 전에는 항상 시간을 들여서 하체를 꼼꼼히 스트레칭해주시는 것을 추천드립니다. 전방경사나, 후방경사가 있다면 앞서 언급한 스트레칭을 자신의 체형에 맞게 수행해주세요. 이외에는 지금 소개해드린 스트레칭들을 웜업으로 수행해주시면 훨씬 나은 컨디션으로 운동하실 수 있을 거예요.

○ HIP AIRPLANE

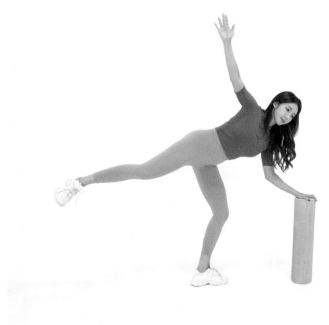

첫째, 벽, 테이블, 또는 의자를 잡고 바로 서줍니다.

둘째, 골반으로 바닥과 수평하게 유지하며 몸을 90도 숙여줍니다.

셋째, 배꼽을 척추에 붙여 복압을 잡아줍니다.

넷째, 지지하고 있는 다리의 엉덩관절을 운동 축으로 몸을 돌려줍니다.

　　　이때 허리는 비틀어지지 않아야 합니다.

다섯째, 지지하고 있는 다리의 엉덩이 수축과 모음근의 늘어남을 느끼며

　　　10초간 유지 후 돌아옵니다. 10초 10회 3세트 진행합니다.

○ 90/90 HIP STRETCHING

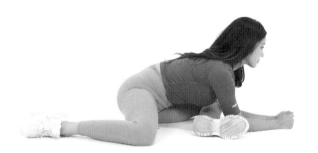

첫째, 양다리를 90도로 굽히고, 바닥에 몸통을 똑바로 세우고 앉아줍니다.

둘째, 배꼽과 앞쪽 무릎 관절이 나란하도록 해줍니다.

셋째, 가슴을 기울여서 3~5초간 멈추면 앞쪽 다리의 볼기근이
　　　늘어난 것이 느껴지실 거예요.

넷째, 몸통을 바로 세워 시작 자세로 돌아와 주세요.
　　　3~5번 반복한 후 다리를 바꿔줍니다.

○ 개구리 스트레칭

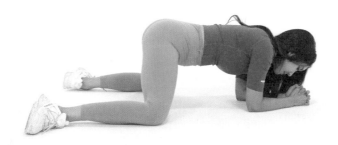

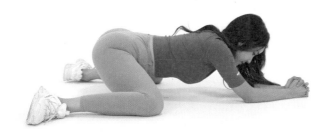

첫째, 무릎은 최대한 넓게 벌리고 발꿈치의 간격은 골반넓이만큼 벌려줍니다.
엉덩이 아래에 무릎, 어깨 아래에 손바닥을 둡니다.

둘째, 손바닥으로 바닥을 밀어 골반을 뒤로 보낼 수 있을 만큼 보내줍니다.

셋째, 손바닥으로 바닥을 밀어 골반을 앞으로 보낼 수 있을 만큼 보내줍니다.

넷째, 시작 자세로 돌아옵니다..

핏블리의 하체운동 전략집

[종아리가 타이트한 경우]

○ 벽 스트레칭

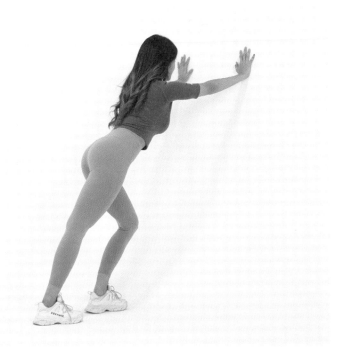

첫째, 발끝이 벽에서 50~60cm 떨어진 곳에서 발을 어깨너비로 벌립니다.

둘째, 몸통을 앞으로 기울이고 양 손을 벽에 댑니다.

셋째, 스트레칭하는 다리를 뒤로 뻗고 왼쪽 무릎을 굽힙니다.

넷째, 스트레칭하는 다리의 무릎을 펴고 발뒤꿈치를 바닥으로 내리면서
스트레칭을 합니다.

○ 계단 스트레칭

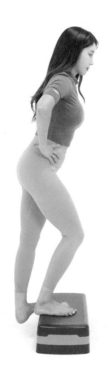

첫째, 한발을 계단 위에, 다른 발은 계단 아래에 둡니다.

둘째, 발끝은 계단에 걸쳐두고 다리를 편 채 발의 뒤꿈치를
　　　최대한 아래로 내립니다.

셋째, 반대쪽 다리도 반복해서 실시합니다.

[동적 스트레칭]

○ 워킹 니 리프트

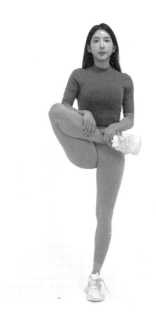 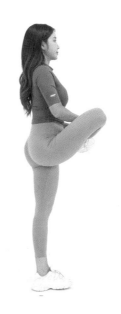

첫째, 발을 어깨너비로 벌리고 바르게 섭니다.

둘째, 한발을 걷듯이 앞으로 내딛으면서, 반대쪽 다리를
　　　가슴 위로 끌어 올립니다.

셋째, 손으로 들어올리는 다리의 무릎을 당겨 허벅지가
　　　최대한 가슴에 가까이 오도록 합니다.

넷째, 들어올린 다리의 발등도 몸통 쪽으로 당겨줍니다.

다섯째, 번갈아가며 진행하면서 속도를 점진적으로 증가시켜 줍니다.

○ 런지 위드 오버헤드 사이드 리치

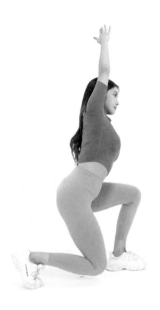

첫째, 발을 어깨너비로 벌리고 바르게 섭니다.

둘째, 한발을 앞으로 내딛어, 런지 자세로 앉습니다.

　　　뒤에 있는 발의 발끝이 정면을 향하도록 합니다.

셋째, 뒤에 있는 발 쪽의 손을 들어 올려 몸통을 굽혀줍니다.

넷째, 번갈아가며 진행하면서 진행해줍니다.

○ 힐 투 토 워크

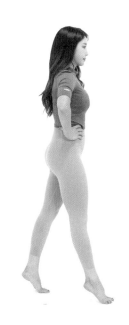

첫째, 발을 어깨너비로 벌리고 바르게 섭니다.

둘째, 한발을 앞으로 내딛습니다. 이 때 발 뒷꿈치부터 바닥에 디뎌주고
　　　발가락은 정강이쪽으로 당겨 줍니다.

셋째, 힘의 방향을 발 뒷꿈치에서 발가락쪽으로 이동시키며
　　　몸을 최대한 높이 들어올립니다.

넷째, 번갈아가며 진행하면서 진행해줍니다.

하체 스트레칭

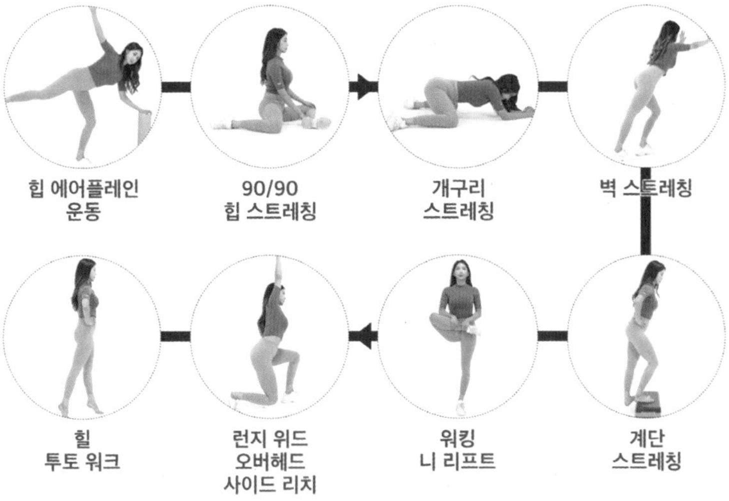

힙 에어플레인
운동

90/90
힙 스트레칭

개구리
스트레칭

벽 스트레칭

힐
투토 워크

런지 위드
오버헤드
사이드 리치

워킹
니 리프트

계단
스트레칭

핏블리의 하체운동 전략집

하체 근막이완

근막이란?

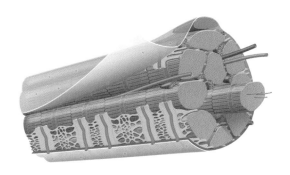

근막은 영어로는 Fascia라고 하며, 말 그대로 근육을 감싸고 있는 막을 의미합니다. **근육은 근육 섬유의 안쪽까지 연결되어 있어 근막의 컨디션은 근육의 수축과 이완에 영향을 미치게 됩니다.** 근육의 막은 우리 몸 전신을 둘러싸고 있기 때문에 전신의 근막을 잘 관리해주는 것은 중요해요.

근막에 문제가 생기면?

우리가 잘못된 자세를 오랫동안 유지하게 되면 몸에 부담이 가해지고, 근막의 움직임이 제한되게 됩니다. 근막은 점점 비틀어지고 근막을 구성하는 콜라겐과 엘라스틴이 한 부분에 뭉치게 됩니다. 근막이 뭉치면, 근막 위의 피부와 근막 아래의 근육도 움직이기 힘들어지는데요. 결국 **근육의 움직임이나 기능이 나빠지게 되고, 충분한 근력을 발휘하는데 방해가 됩니다.** 이외에도 근막에 문제가 있는 경우에는 **관절에 통증**을 느낄 수도 있는데요. 근막이 긴장되면서 힘줄을 잡아당기고 힘줄은 관절의 주머니를 자극하게 되면서 관절주머니의 통증수용체가 통증을 느낄 수 있습니다. 따라서 근막의 뒤틀림을 원래대로 되돌릴 수 있는 근막이완을 꼭 해주셔야 합니다.

○ 종아리 근막이완

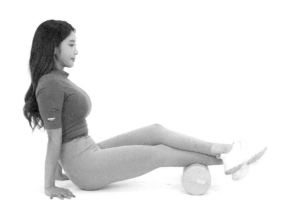

첫째, 다리를 뻗어 꼬고 앉은 자세에서 종아리 밑에 폼롤러를 두고
　　　위, 아래로 움직이며 전체적으로 30초간 풀어줍니다.
둘째, 통증이 심한 곳은 통증이 절반 정도 줄어들 때까지
　　　위의 다리로 지그시 눌러서 압박해 줍니다.
셋째, 통증이 줄어들었다면 압박한 상태에서 발바닥 굽힘, 발등 굽힘을
　　　천천히 진행하여 통증이 절반 정도 줄어들 때까지 더 깊이 풀어줍니다.

○ 엉덩허리근 근막이완

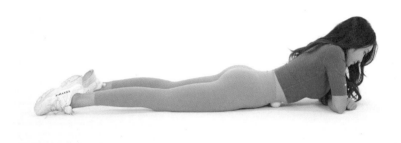

첫째, 손가락을 배꼽 옆으로 쓸었을 때 움푹 들어가는 부위에
　　　마사지 볼을 두고 엎드려 줍니다.
둘째, 체중을 실어 엉덩허리근에 압력을 준 상태에서 심호흡을 하며
　　　통증이 절반정도 줄어들 때까지 풀어줍니다.
셋째, 위에서 아래 방향으로 위치를 이동하며 3~5회 진행합니다.

핏블리의 하체운동 전략집

○ 넙다리곧은근 근막이완

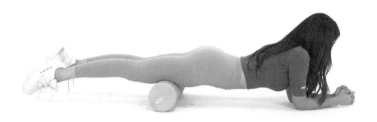

첫째, 엎드린 상태에서 허벅지 앞쪽에 폼롤러를 둡니다.

둘째, 다리를 꼬고 허벅지 앞, 안쪽, 바깥쪽까지 위, 아래로 움직이며
전체적으로 30초간 풀어줍니다.

셋째, 통증이 줄어들었다면 가장 아픈 지점을 찾아 통증이
절반 정도 줄어들 때까지 지그시 압박해 주세요.

넷째, 통증이 줄어들었을 때 지그시 압박한 상태에서 다리를 구부렸다 펴면
좀 더 깊이 풀 수 있습니다.

○ 넙다리뒤근 근막이완

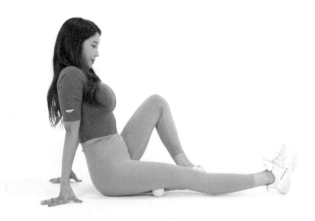

첫째, 먼저 허벅지 밑에 폼롤러를 두고 앉아주세요.

둘째, 앉은 자세에서 좌우, 위아래로 움직이며 30초 동안 풀어줍니다.

셋째, 통증이 심한 지점은 반대편 다리로 밑으로 지그시 눌러

　　　통증이 절반 정도 줄어들 때까지 압박하여 풀어줍니다.

넷째, 부위를 옮기며 3~5회 진행해 주세요.

○ 모음근 근막이완

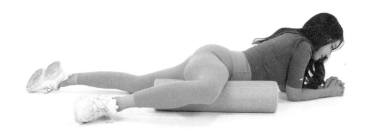

첫째, 바닥에 엎드린 자세에서 한쪽 다리를 90도로 접어주세요.

둘째, 접은 다리 안쪽에 폼롤러를 세로로 놓아주세요.

셋째, 좌, 우로 움직이며 30초간 모음근을 풀어줍니다.

넷째, 통증이 심한 지점은 지그시 눌러 통증이 절반 정도 줄어들 때까지
      압박하여 풀어줍니다.

다섯째, 압박 후 무릎을 구부렸다 펴주면 통증이 심한 부분을
       더 깊이 풀어줄 수 있습니다. 부위를 옮기면서 3~5회 진행해 주세요.

하체 근막이완

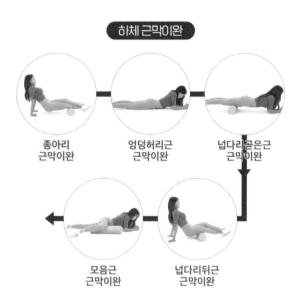

종아리
근막이완

엉덩허리근
근막이완

넙다리곧은근
근막이완

모음근
근막이완

넙다리뒤근
근막이완

추천하는 하체 운동

1. 스쿼트

하체 운동의 꽃이라고 할 수 있는 것이 바로 스쿼트죠. 운동하는 사람 중에서 스쿼트를 안 해 본 사람은 거의 없을 거예요. 사실 정말 쉬워 보이는 스쿼트 동작도 더 과학적인 사실에 근거하면 나에게 맞게 운동할 수 있어요.

만약 누군가 "스쿼트 어떻게 해야 하나요?" 라고 물어 본다면 여러분은 어떻게 대답하실 건가요? 정말 짧게는 3초 만에도 설명할 수 있을 거예요.

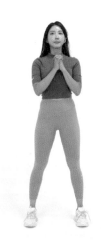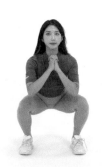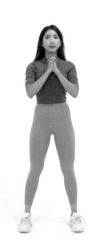

첫째, 발을 어깨 너비보다 조금 넓게 벌리고 서 주세요.

둘째, 무릎을 구부려 허벅지가 바닥과 평행이 될 때까지 천천히 내려갑니다.

셋째, 바로 선 자세로 돌아옵니다

　　하지만 **스쿼트는 그렇게 간단한 운동이 아닙니다.** 스쿼트는 우리 몸의 근육 전체를 강화할 수 있는 운동으로, 스쿼트를 하면 사실 볼기근만 사용하게 되는 것이 아닙니다. 무릎을 굽혔다 펴는 과정에서 넙다리네갈래근, 넙다리뒤근이 사용되며 엉덩관절을 굽혔다 펴는 과정에서 볼기근이 사용됩니다. 이외에도 모음근과 앞정강근, 뒤정강근 등등 스쿼트는 하체에 있는 거의 모든 근육이 동원되는 운동이에요.

　　스쿼트는 초보자, 중급자, 상급자가 모두 할 수 있는 운동이지만 **발목과 골반의 충분한 가동성, 올바른 관절의 정렬, 근육 간 협응력**이 필요한 운동이기 때문에 처음 자세를 익힐 때부터 꼼꼼하게 점검하면서 익히는 것이 중요합니다. 지금부터 정말 자세하게 여러분의 스쿼트를 하나하나 점검해드리도록 하겠습니다.

초자세한 스쿼트 자세 점검 - 발

스쿼트를 할 때 어떤 것이 가장 중요할까요? 여러 가지 대답이 나올 수 있지만 저는 발이라고 생각합니다. 발이 제대로 중심을 잡지 못하면 무릎, 엉덩관절, 척주까지 신체의 정렬을 제대로 유지할 수 없으니까요. 따라서 스쿼트는 발부터 점검하는 것을 추천드려요.

○ 첫 번째, 발의 보폭을 잘 설정해야 합니다.

160cm인 여성과, 180cm인 남성이 스쿼트를 한다고 가정해 보겠습니다. 두 사람의 스쿼트 보폭의 너비가 동일할까요? 보폭의 너비는 사람에 따라 다를 수 밖에 없습니다. 키, 가동성, 대퇴골의 길이 등 다양한 신체의 차이가 그 사람의 스쿼트 보폭을 결정하게 됩니다. 하지만, 나에게 맞는 보폭을 찾는 방법은 어렵지 않습니다. 거울로 내가 하는 스쿼트의 정면, 측면 자세를 여러 번 확인하며 스쿼트를 해 보면 되는데요. 이 때 내가 **풀스쿼트까지 앉을 수 있으면서도 편안하게 느껴지는 보폭**을 찾아주세요.

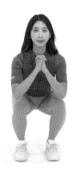 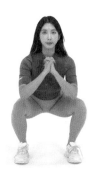 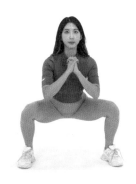

보폭 좁게 스쿼트   보폭 중간 스쿼트   보폭 넓게 스쿼트

만약 보폭을 좁게 해서 스쿼트를 한다면, 풀스쿼트를 편안하게 하기가 어려울 거예요. 우리 엉덩관절의 전체적인 형태 때문에 **보폭이 좁다면, 깊이 내려가기 전에 엉덩관절 앞쪽에 있는 근육과 같은 조직들이 만나서 깊게 내려갈 수가 없거든요.** 이런 경우에는 양발의 간격을 살짝 넓혀서 앉으면 편안하게 풀스쿼트가 가능한 보폭을 찾을 수 있습니다. 또 여성분들의 경우 골반에서 대퇴골로 내려오는 각도가 남성에 비해서 더 크기 때문에 상대적으로 보폭을 넓게 벌려주는 것이 좋습니다.

○ 두 번째, 발바닥에 무게가 골고루 실려야 합니다.

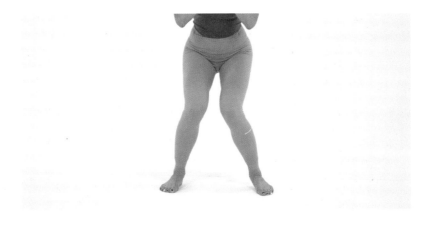

스쿼트를 할 때 동작이 무너지는 가장 큰 이유 중 하나는, 바로 발의 무너짐 때문인데요. 발이 안쪽으로 무너지거나, 바깥쪽으로 무너지게 되면 전체적인 신체의 모든 중심선이 무너지게 됩니다. 예를 들어 발이 가쪽으로 번짐된다면 발의 아치가 무너지면서 스쿼트 하강자세에서 무릎이 안쪽으로 모일 확률이 커집니다. 발이 기울어져 있는데, 무릎이 제대로 된 각도로 움직이는 것은 어려울 거예요.

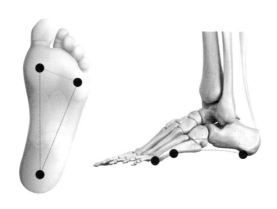

횡궁
외측종족궁
내측종족궁

　　따라서 우리가 스쿼트를 할 때 **항상 발의 세 면이 바닥에 잘 닿아있을 수 있도록 연습해 주는 것이 중요합니다.** 스쿼트를 할 때는 발의 아치를 유지해주면서, 발의 세 부분에 골고루 무게를 배분하는데 중점을 두어야 합니다. 이를 위해서는 별도로 발을 강화하기 위한 운동들을 해주면 좋은데요. "무슨 발운동이야?"라고 생각하실 수 있지만 꾸준히 발 운동을 해보시면 확실히 전체적인 하체 운동 동작이 안정적으로 진행되는 것을 느끼실 수 있을 거예요.

틈새 꿀Tip 발가락운동 - 엄지발가락 훈련하기

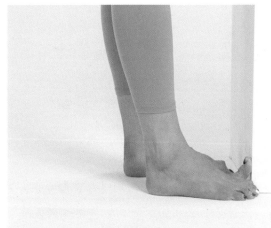

첫째, 엄지발가락을 벽에 대고 최대한 늘려줍니다.

둘째, 엄지발가락에 힘을 꽉 줘서 벽을 눌러줍니다.

셋째, 30초씩 3세트 진행합니다.

핏블리의 하체운동 전략집

틈새 꿀Tip 발가락운동 - Short foot Exercise

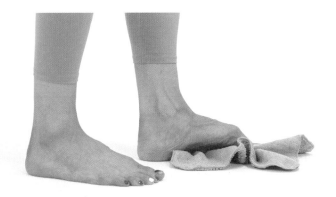

첫째, 수건이나 종이 등 물건을 발 밑에 둡니다.

둘째, 발가락으로 수건이나 종이를 움켜쥡니다.

둘째, 바닥을 움켜쥐면 발의 중간부분이 위로 들리면서
　　　발의 아치가 생기는 것이 보일 겁니다.

셋째, 5초씩 20세트 반복해줍니다.

틈새 꿀Tip 발가락운동 - 발가락 들어올리기

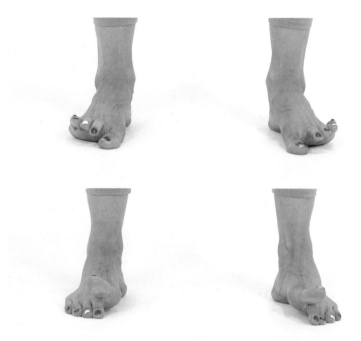

첫째, 2,3,4,5 번째 발가락으로 땅바닥을 눌러주면서 엄지발가락을 들어줍니다.

둘째, 엄지발가락을 눌러주면서 2,3,4,5 번째 발가락을 들어올립니다.

셋째, 이 두 가지 동작을 30번 반복합니다.

핏블리의 하체운동 전략집

○ 세 번째, 발과 무릎의 각도를 신경써야 합니다.

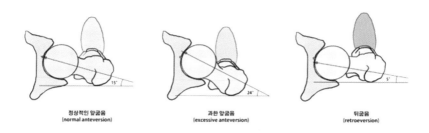

정상적인 앞굽음
(normal anteversion)

과한 앞굽음
(excessive anteversion)

뒤굽음
(retroversion)

스쿼트 할 때 발은 어느 정도로 바깥으로 돌려야 할까요? 사실 이 부분은 각도를 딱 정해서 말하기가 어려우며, 개인차가 있습니다. 우리 골반과 대퇴골이 만나는 엉덩관절의 컵은 사람마다 방향의 차이가 있는데요. **일반적으로는 엉덩관절 방향이 이루는 각도가 15° 정도**라고 합니다.

하지만 엉덩관절의 컵의 방향이 조금 더 앞쪽을 보고 있다면(앞굽음), 발끝이 안쪽을 향하기 때문에 상대적으로 발끝과 무릎의 방향을 바깥으로 벌리기가 어렵습니다. 반대로 엉덩관절의 컵의 방향이 조금 더 바깥쪽을 보고 있다면(뒤굽음), 상대적으로 무릎과 발끝을 벌렸을 때 안정적으로 스쿼트를 할 수 있습니다.

정확하게는 각도를 측정하는 것이 맞지만, 쉽게 확인하는 방법이 있습니다. 엉덩관절 컵의 방향이 앞쪽을 보고 있는 사람들은 상대적으로 엉덩관절의 안쪽돌림(내회전)이 잘 일어나는 것으로 나타났습니다. 따라서, 엉덩관절 내회전이 잘 일어난다면 스쿼트를 할 때 발을 바깥으로 많이 돌릴 필요가 없습니다. 반대로 엉덩관절 내회전이 잘 일어나지 않는다면 스쿼트를 할 때 발을 바깥으로 조금 더 벌려주는 것이 좋습니다.

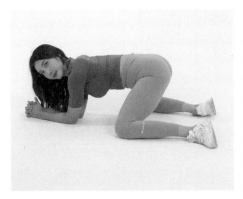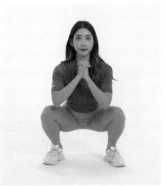

엉덩관절 외회전 사진/ 발 각도 벌리는 스쿼트

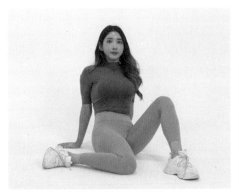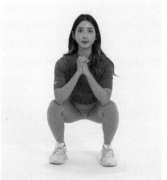

엉덩관절 내회전 사진/ 발각도 벌리지 않는 스쿼트

　이렇게 **개인별로 조금 더 편한 각도로 발을 벌려주시되 15°~30° 사이**에서 발을 벌려서 서는 것을 추천드립니다. 여기서 한 가지 더 강조하고 싶은 점은 발의 각도가 바깥으로 벌어진 만큼, 하강 시 무릎의 각도 역시 같은 방향을 보아야 한다는 것입니다. 무릎 역시 둘째, 셋째 발가락 방향과 일치하도록 유지하며 스쿼트를 하면 가장 편안한 발의 각도를 찾을 수 있습니다.

핏블리의 하체운동 전략집

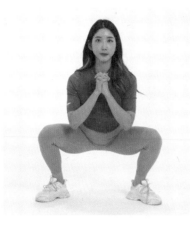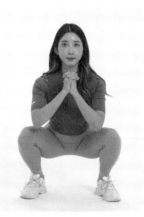

발의 각도를 지나치게 벌린 자세 vs 발의 각도를 적당히 벌린 자세

○ 네 번째, 발에서부터 외회전하는 힘 만들기

사실 네 번째가 제가 가장 강조하고 싶은 부분입니다. 특히 스쿼트를 할 때 엉덩이 자극점을 찾지 못했던 분들은 이 부분을 점검해보세요. 큰볼기근은 우리가 엉덩관절을 뒤로 펴고 무릎을 바깥으로 돌릴 때 활성화가 됩니다. 따라서 엉덩이 근육을 제대로 활성화시키기 위해서는 무릎을 바깥으로 돌리는 힘을 잘 줄 수 있어야 해요. 그리고 이 시작점이 바로 발입니다. 스쿼트를 할 때는 **발의 세 지점에 골고루 힘을 주고, 무릎을 밖으로 밀어내면서 발-무릎-엉덩 관절을 통해 전달될 수 있는 토크(외회전력)를 만들어주는 것**이 중요합니다.

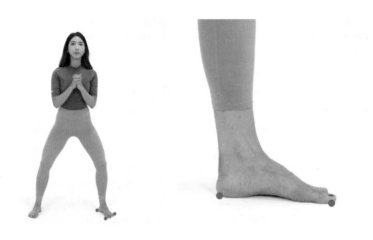

발에 힘을 주어 밖으로 돌리는(외회전) 힘 주기

핏블리의 하체운동 전략집

자세한 스쿼트 자세 점검 - 엉덩이의 움직임

스쿼트는 무릎과 엉덩관절을 함께 사용하는 복합관절운동입니다. 대부분 무릎관절을 굽혔다 펴는 것은 익숙한 움직임이기 때문에 잘 사용하지만, 엉덩관절을 굽혔다 펴는 움직임은 익숙하지 않아 잘 사용하지 못하는 경우가 많습니다. 따라서 발을 점검했다면 엉덩관절이 스쿼트를 할 때 제대로 움직이고 있는지 점검해보세요.

○ 첫 번째, 힙힌지를 신경써야 합니다.

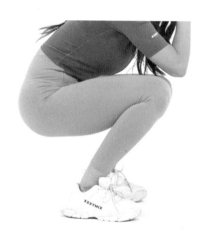

허리를 말아서 내려간 자세

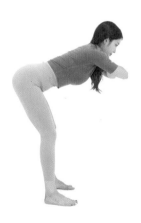

힙힌지 자세

스쿼트에서 힙힌지는 정말 중요한 요소인데요. **힙힌지를 제대로 익혔을 때 후면에 있는 사슬이 스쿼트에 개입될 수 있습니다.** 힙힌지 패턴이 익숙하지 않은 경우에는 스쿼트 하강자세에서 엉덩관절을 뒤로 밀어서 내려가는 것이 아닌, 허리를 말아서 내려가는 패턴이 보이기도 합니다. 따라서, 엉덩 관절을 뒤로 밀어주는 힙힌지 패턴을 여러 번 반복해서 연습한 후 본격적인 스쿼트 자세에 들어가는 것을 추천드립니다.

○ **두 번째, 힙드라이브를 신경써야 합니다.**

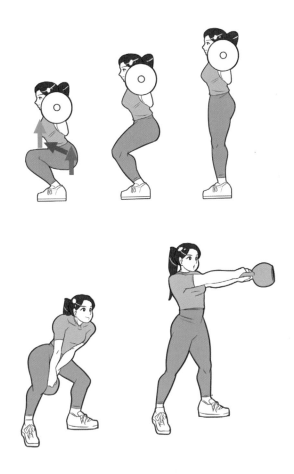

핏블리의 하체운동 전략집

힙드라이브란 스쿼트 **상승 동작에서 파워를 극대화하기 위해 엉덩이를 수직 상방으로 들어올리는 것을 말합니다.** 우리가 스쿼트 하단 자세에서 발바닥으로 바닥을 밀어 위로 올라갈 때 엉덩이는 엉덩관절을 펴게 해 주는 역할을 합니다. 따라서 스쿼트를 할 때 무릎만 펴는 것이 아니라 엉덩이를 들어올리면서 엉덩관절을 펴주는 움직임을 잘 익힌다면, 볼기근을 제대로 개입시킬 수 있습니다. 힙드라이브는 손바닥으로 골반뼈를 밀어주는 움직임을 통해 쉽게 학습할 수 있습니다. 마크 리피토는 천골 위에 손을 올려 놓은 상태에서 손을 위로 밀어내며 엉덩이가 그 궤적을 따라가는 상상을 한다면 쉽게 힙 드라이브를 익힐 수 있다고 말한바 있는데요. 누군가 내 엉덩이 바로 윗부분을 위에서 누른다고 상상하면서, 그 손을 수직 위로 밀어내는 연습을 해 보세요.

초자세한 스쿼트 자세 점검 - 호흡

스쿼트를 할 때 "복부에 힘 주세요." 라는 말 정말 많이 들어보셨을 거예요. 스쿼트를 할 때 무거운 무게를 안전하게 들기 위해서는 호흡을 잘 활용하는 것이 정말 중요합니다. 제대로 된 호흡은 **복부의 압력을 형성하여 몸통의 안정성을 증진시키고 상체와 하체의 연결을 견고하게** 해줄 수 있기 때문이에요. 실제로 지금까지의 연구에 따르면 바벨 운동을 할 때 등 하부를 견고하게 안정시키는 방법은 바로 복강 내압을 증가시키는 것이라고 합니다.

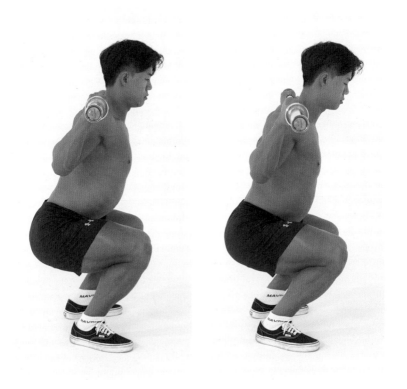

호흡할 때 가슴 부푼 자세 vs 호흡할 때 배 부푼 자세

핏블리의 하체운동 전략집

호흡을 할 때에는 가슴이 아닌 배가 부풀어오르는 것이 중요한데요. 한 손은 배에, 한 손은 갈비뼈에 두고 호흡을 들이마시면 복부는 앞으로 갈비뼈는 바깥으로 부풀어 오르는 것을 느낄 수 있을 거예요. 이렇게 복부에 공기를 가득 채운 상태에서 복부를 꽉 쥐어짜는 느낌으로 압력을 높여주세요. 이 상태를 유지하면서 스쿼트를 한다면 호흡과 복부의 압력을 활용해서 최대한 안전하게 무게를 들어올릴 수 있습니다. 다만, 고혈압이 있거나 심장 질환 병력이 있는 경우에는 유의해서 사용해야 합니다.

다양한 스쿼트 동작들

스쿼트는 무게의 종류, 무게의 위치, 보폭의 넓이 등에 따라 다양한 동작으로 변형하여 활용할 수 있는데요. 다양한 동작들을 하나하나 따라해 보면서 스쿼트의 재미를 느껴보셨으면 좋겠습니다.

○ 덤벨 고블릿 스쿼트

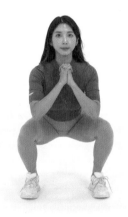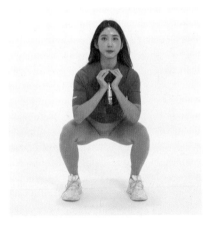

일반 스쿼트 vs 덤벨 고블릿 스쿼트

덤벨 고블릿 스쿼트는 넙다리네갈래근, 볼기근, 모음근, 척주세움근, 복근, 넙다리뒤근을 자극할 수 있는 운동입니다. 무게를 앞에 들기 때문에 상대적으로 상체를 세우고, 중심을 잡기가 쉬운 방법입니다. **초보자분들이 처음 중량을 활용한 스쿼트를 할 때 추천드리고 싶은 방법**이에요.

핏블리의 하체운동 전략집

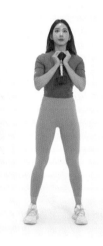

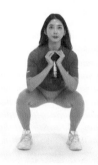

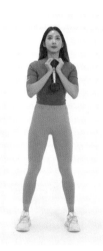

준비 자세	1단계	2단계
덤벨을 양손에 쥐고 발을 어깨너비로 벌리고 서줍니다.	숨을 들이마시고 한 발을 바닥과 정강이가 수직을 이루는 지점까지 앞으로 내딛습니다. 코어근육에 힘을 준 상태로 엉덩관절을 접어 아래로 내려갑니다.	복부에 힘을 준 상태에서 준비자세로 돌아온 후 숨을 내 쉽니다.

○ 덤벨 스쿼트

    덤벨 스쿼트는 고블릿 스쿼트와 다르게 1쌍의 덤벨을 양손에 쥐고 하는 스쿼트 방법이에요. 기존에 스쿼트로 강화할 수 있었던 근육들, 그리고 **덤벨의 무게를 지탱하기 위해 아래팔과 위팔, 등 윗부분을 함께 운동**할 수 있는 동작입니다. 비교적 쉬운 동작이기 때문에 초보자분들도 쉽게 도전해볼 수 있어요.

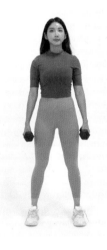 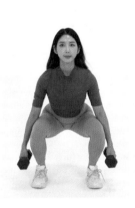 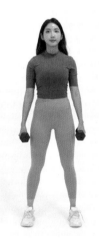

준비 자세	1단계	2단계
덤벨 한쌍을 양손에 쥐고 발을 어깨 너비로 벌리고 서줍니다. 시선을 앞을 향하고 등과 허리를 펴줍니다.	숨을 들이마시고 복부에 힘을 준 상태에서 엉덩관절과 무릎 관절을 구부려서 앉습니다.	숨을 내쉬면서 준비 자세로 돌아옵니다.

핏블리의 하체운동 전략집

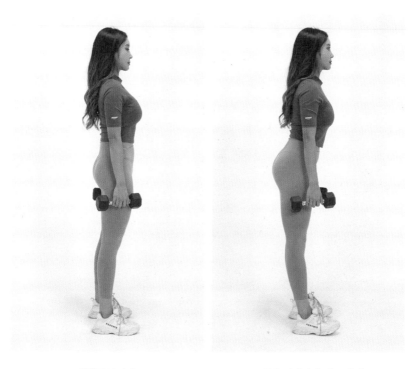

일반적인 자세   무릎을 지나치게 펴는 자세

엉덩이가 3배 커지는 하체운동 루틴

○ 바벨 백 스쿼트

바벨 백스쿼트는 넙다리네갈래근, 볼기근, 모음근, 척주세움근, 복근, 넙다리뒤근을 자극할 수 있는 운동입니다. **전신의 근육과 관절을 사용**하기 때문에 무거운 무게를 들어올릴 수 있는 운동이지만 그만큼 자세를 세세하게 점검해서 부상에 유의해야 하는 운동이에요.

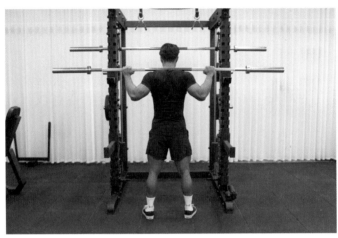

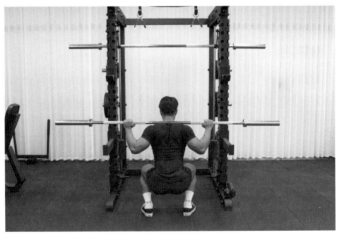

핏블리의 하체운동 전략집

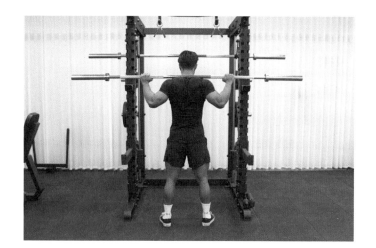

준비 자세	1단계	2단계
바벨을 양손에 쥐고 발을 어깨 너비로 벌리고 서줍니다. 바벨을 렉에서 들어올려 뒤로 물러나 시작 지점으로 이동합니다.	숨을 들이마시고 복부에 힘을 한번 꾹 줍니다. 복부의 압력을 유지하면서 무릎관절을 구부려줍니다. 넙다리뼈가 바닥과 수평을 이루는 지점까지 내려갑니다.	허벅지 뒷부분의 장력을 유지한 상태에서 엉덩관절과 무릎 관절로 다리를 펴 시작자세로 돌아옵니다.

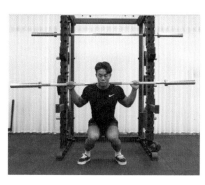
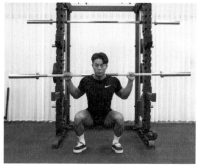

무릎의 방향(무릎이 모이는 경우 vs 무릎이 발끝을 따라가는 경우)

엉덩이가 3배 커지는 하체운동 루틴

꿀팁

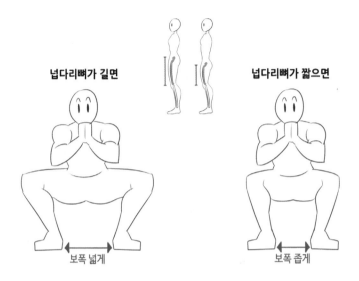

넙다리뼈가 길면

넙다리뼈가 짧으면

보폭 넓게

보폭 좁게

　넙다리뼈의 길이가 길다면 넙다리뼈가 짧은 사람에 비해서 똑같이 앉더라도 넙다리뼈의 길이만큼 엉덩이가 뒤로 많이 빠질 거예요. 엉덩이가 뒤로 빠지니까 무게 중심을 잡기 위해서 상체를 더 많이 숙이게 될 수 있어요. 따라서 **넙다리뼈의 길이가 긴 경우에는 남들보다 보폭을 넓게 하여 스쿼트**를 하는 것이 좋습니다. 보폭을 넓히면 보폭을 좁혔을 때보다 엉덩이가 뒤로 덜 빠지기 때문에 상체를 세우기 더 쉬워질 거예요.

○ 바벨 프론트 스쿼트

똑같이 바벨을 들고 운동을 하더라도 바벨의 위치가 뒤에 있는지, 앞에 있는지에 따라서 동작의 자극점이 달라집니다. 바벨 프론트스쿼트는 무게를 앞에 들기 때문에 바벨 백스쿼트에 비해 허리에 부담이 덜한 동작이에요. **중량 부하가 앞쪽에 실리기 때문에 상체를 더 세우기 쉽고 넙다리네갈래근에 자극이 더 많이 오게 됩니다.**

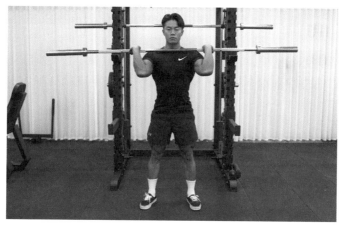

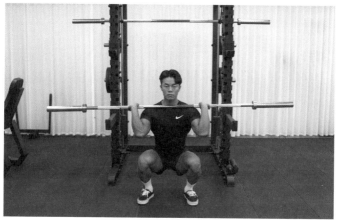

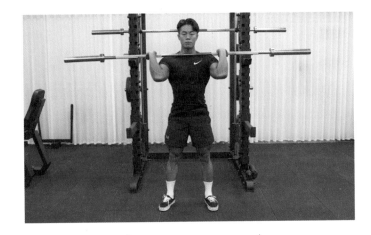

준비 자세	1단계	2단계
바벨을 어깨 위에 올려놓고 단단히 고정합니다. 발은 어깨너비로 벌린 상태에서 시선은 앞을 향해줍니다. 위팔뼈가 바닥과 수평이 되는 지점까지 올립니다.	숨을 마시고 복부에 힘을 준 상태에서 넙다리뼈가 바닥과 수평한 지점까지 앉아줍니다.	숨을 내쉬면서 발에 힘을 주어 일어납니다.

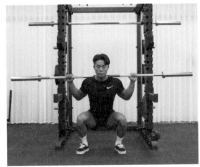 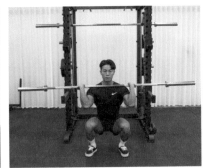

바벨 백스쿼트 vs 바벨 프론트 스쿼트

핏블리의 하체운동 전략집

○ 스플릿 스쿼트

　스플릿 스쿼트는 한발로 하는 스쿼트 자세로 런지와 굉장히 유사해보입니다. **런지는 무게 중심의 이동이 있지만, 스플릿 스쿼트는 무게 중심의 이동 없이 발을 고정한 상태에서 진행**한다는 것이 차이점이에요. 스플릿 스쿼트는 일반 스쿼트보다 중간볼기근, 넙다리뒤근을 더 활성화 할 수 있기 때문에 루틴에 함께 넣어 구성해 보시면 좋습니다.

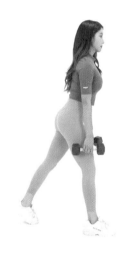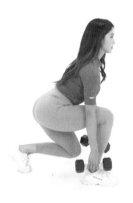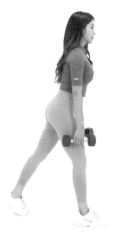

준비 자세	1단계	2단계
덤벨 한 쌍을 양손에 쥐고 한발을 뒤로 보낸 상태에서 서 줍니다.	숨을 마시고 복부에 힘을 준 상태에서 무릎을 구부려 앉습니다. 이 때 앞에 위치한 발은 무릎이 앞으로 나가지 않도록 유의하며 깊게 앉습니다.	숨을 내쉬면서 발에 힘을 주어 일어납니다.

스플릿스쿼트와 런지의 차이점

스플릿 스쿼트: 지면에 발을 고정한 채로 제자리에서 진행

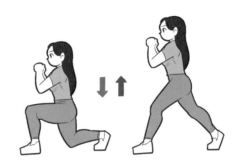

런지: 무게중심의 이동이 있음

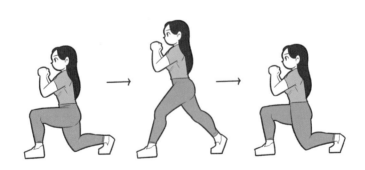

스플릿 스쿼트 vs 런지

핏블리의 하체운동 전략집

○ 힙밴드 스쿼트

힙밴드 스쿼트는 기본 스쿼트를 할 때 힙밴드를 착용해 주는 거예요. 스쿼트에서는 무릎 간격을 벌리는 엉덩이 근육의 역할이 정말 중요한데요. 힙밴드를 착용해줌으로써 이 기능을 의도적으로 더 잘 활용할 수 있게 해 주는 거예요.

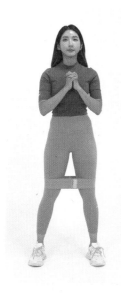
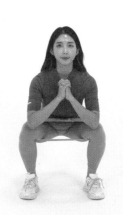
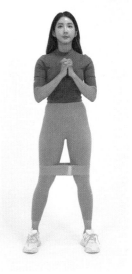

준비 자세	1단계	2단계
힙밴드를 무릎 위에 착용한 상태에서 발을 11자 정렬, 어깨너비로 벌려줍니다. 무릎 간격은 발보다 조금 더 벌려줍니다.	숨을 마시고 복부에 힘을 준 상태에서 무릎을 구부려 앉습니다. 이 때 무릎을 벌리면서 시선은 정면을 유지해주세요.	숨을 내쉬면서 발에 힘을 주어 일어납니다. 일어날 때 무릎 간격이 발 간격보다 약간 더 넓을 수 있도록 신경 써 주세요.

엉덩이가 3배 커지는 하체운동 루틴

○ 3방향 싱글 레그스쿼트

기본스쿼트를 기능적으로 변형한 동작입니다. 앞, 옆, 뒤쪽 방향으로 다리를 뻗어가면서 싱글레그 스쿼트를 하는 동작이에요. 처음에는 중심을 잡기 힘들 수 있기 때문에 폼롤러나 의자 혹은 벽을 지지해서 동작을 수행해보셔도 좋습니다.

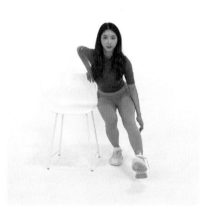
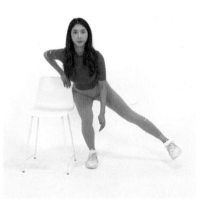

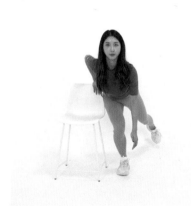
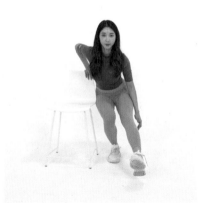

핏블리의 하체운동 전략집

준비 자세	1단계	2단계
지지할 수 있는 물체를 잡고 서서 준비합니다.	숨을 마시고 복부에 힘을 준 상태에서 한쪽 발을 앞으로, 옆으로, 뒤로 보내면서 앉아줍니다. 이 때 무릎이 모이지 않도록 신경쓰면서 시선은 정면을 유지해주세요.	숨을 내쉬면서 발에 힘을 주어 일어납니다. 일어날 때 정강이가 곧게 세워진 상태를 유지할 수 있도록 신경 써 주세요.

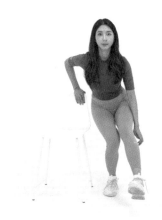 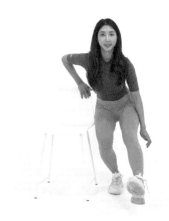

무릎이 모이는 자세 vs 무릎이 모이지 않는 자세

연구로 알아보는 스쿼트 꿀 Tip 대방출

○ 발의 종류 - 한발로 스쿼트 vs 두발로 스쿼트

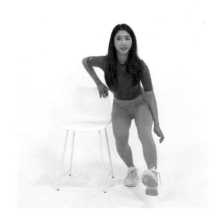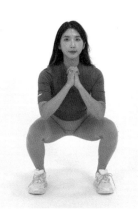

한발로 스쿼트 vs 두발로 스쿼트 자세 비교

　스쿼트를 할 때는 한발로 하는 싱글레그스쿼트, 그리고 두 발로 하는 양발 스쿼트로 종류를 달리 할 수 있는데요. 자극하고 싶은 근육의 부위에 따라서 두 가지를 다르게 활용하면 좋아요. McCurdy(2010)의 연구 결과에 따르면 싱글레그 스쿼트와 양발 스쿼트를 하며 근전도 검사를 했을 때, 서로 다른 근육이 활성화되었다고 해요. **싱글레그 스쿼트를 했을 때는 중간볼기근과 넙다리뒤근이 활성화**되었고, **양발 스쿼트에서는 넙다리네갈래근이 활성화**되는 것으로 나타났어요. 평상시에 앞쪽 허벅지에 자극이 많이 오고, 스쿼트를 할 때 중간볼기근과 넙다리뒤근에 조금 더 타겟하고 싶은 날이라면 싱글레그 스쿼트에 비중을 둬서 해 보면 좋아요.

- 싱글레그스쿼트 : 중간볼기근, 넙다리뒤근
- 양발스쿼트 : 넙다리네갈래근

○ 스쿼트의 깊이 - 하프 스쿼트 vs 풀 스쿼트

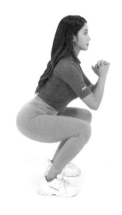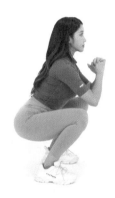

하프스쿼트 vs 풀스쿼트 자세 비교

똑같은 스쿼트라도 스쿼트의 깊이에 따라서도 근육의 활성도가 달라지는데요. 이는 다양한 연구결과로 확인할 수 있습니다. Casterisano(2002)에 따르면 **스쿼트의 깊이가 깊어질수록 큰볼기근이 활성화**되는 것으로 나타났어요. 하지만 넙다리뒤근, 바깥넓은근, 중간넓은근은 스쿼트의 깊이에 영향을 받지 않는 것으로 나타났어요.

Keitaro(2019)도 10주간 풀스쿼트와 하프 스쿼트 그룹을 나누어 스쿼트를 진행한 결과 **스쿼트의 깊이에 따라서 큰볼기근의 크기가 유의미하게 증**

가한 것을 확인했어요. 앞선 연구와 마찬가지로 넙다리곧은근과 넙다리뒤근의 활성도에는 두 그룹 간 큰 차이가 없었어요. 만약 스쿼트로 큰볼기근에 더 자극을 주고 싶다면 무리가 되지 않는 선에서는 스쿼트의 깊이를 깊게 하는 것이 전반적인 엉덩이 근육을 활성화하는 데 더 도움을 줄 수 있어요.

○ 스쿼트의 보폭 - 와이드스쿼트 vs 스쿼트

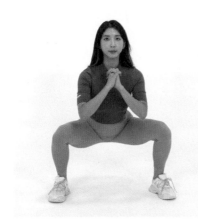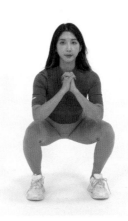

와이드스쿼트 vs 스쿼트 자세 비교

스쿼트는 크게 보폭에 따라서 내로우스쿼트, 기본스쿼트, 와이드스쿼트로 나눌 수 있어요. 실제로 회원분들을 루틴을 구성할 때도 와이드스쿼트를 많이 활용하는 편인데요. Paoli(2009)에 따르면 다양한 발의 너비로 스쿼트를 하면서 근전도 검사를 한 결과 **가장 넓게 보폭을 벌렸을 때 큰볼기근이 활성화**되는 것으로 나타났어요. 하지만 **넙다리네갈래근과 넙다리뒤근은 보폭의 너비에 영향을 받지 않았습니다.**

핏블리의 하체운동 전략집

○ 무게의 종류에 따른 근육 활성도의 차이

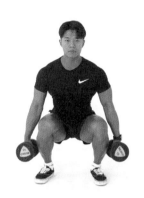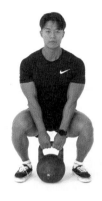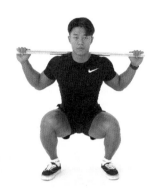

무게의 종류에 따른 스쿼트 자세 비교
덤벨 스쿼트 vs 케틀벨 스쿼트 vs 바벨 스쿼트

바벨, 덤벨, 케틀벨 무게의 종류에 따라 근육 활성도에 차이가 있을까요? 결론부터 말하자면 차이가 있었습니다. 한 연구에서 스쿼트시 중량의 종류를 다르게 설정하여 근육의 활성도를 비교해 보았는데요. 바벨은 어깨 뒷면에 견착한 후 스쿼트를 진행하였고, 덤벨은 양 옆에 들고, 케틀벨은 다리 사이에 두고 스쿼트를 진행했어요. 중간넓은근, 바깥넓은근의 활성화에 있어서는 큰 차이를 발견할 수 없었으나 **케틀벨을 활용했을 때 넙다리뒤근의 활성화가 높았고, 다른 세 개의 중량 부하방법보다 앞정강근의 활성화 정도가 적었어요.** 보통 앞정강근은 발목이 배측굴곡되면서 많이 활용되는데, 케틀벨을 사용했을 때 발목이 배측굴곡되는 각도가 적었기 때문이에요.

2. 런지

런지는 스쿼트만큼 추천하고 싶은 좋은 하체 운동입니다. 스쿼트와 런지는 몇 가지 차이점이 있는데요.

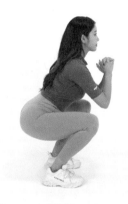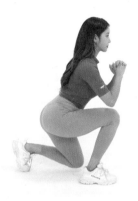

스쿼트 VS 런지 비교사진

첫째, 스쿼트가 런지보다 기저면이 넓습니다. 스쿼트는 런지보다 좌우로 발을 넓게 벌리는데요. 넓은 기저면을 통해 스쿼트를 할 때는 상대적으로 안정적이에요. 반면, 런지는 발의 좌우 간격이 스쿼트보다 좁습니다. 좁은 기저면 때문에 스쿼트에 비해 상대적으로 불안정한 편이에요. 하지만 바꿔서 생각하면 그만큼 내 몸의 안정성을 담당하는 코어 근육이 더 많은 일을 한다고 볼 수 있겠죠.

둘째, 런지는 실제 움직임과 유사한 패턴의 움직임을 사용해요. 달리기, 점프, 발차기 동작들을 한번 생각해보세요. 이 동작들은 모두 스쿼트처럼 양다리가 대칭적인 상황이 아닌 양다리가 비대칭적인 상황에서 움직이는 동작

핏블리의 하체운동 전략집

들이에요. 우리가 걷거나 뛸 때는 항상 다리가 앞 뒤로 벌어지며 움직이죠. 이처럼 사람의 움직임의 기능적 측면을 생각했을 때 런지는 다양한 움직임의 패턴에 활용될 수 있는 동작이에요.

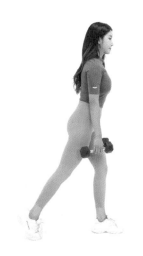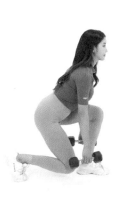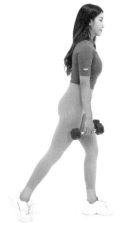

준비 자세	1단계	2단계
덤벨을 양손에 쥐고 발을 어깨 너비로 벌리고 서줍니다.	숨을 들이마시고 한 발을 바닥과 정강이가 수직을 이루는 지점까지 앞으로 내딛습니다. 코어근육에 힘을 준 상태로 엉덩관절을 접어 아래로 내려갑니다.	복부에 힘을 준 상태에서 준비자세로 돌아온 후 숨을 내 쉽니다.

초 자세한 런지 자세 점검 - 무릎

런지는 무릎관절, 엉덩관절, 발목관절이 동시에 사용되는 운동입니다. 런지를 할 때는 최대한 발목관절과 무릎관절을 고정한 상태에서 엉덩관절을 사용해야 힙에 자극을 느낄수가 있어요. **무릎이 앞이나 뒤로 왔다갔다 하지 않게 고정한 상태에서 동작을 진행**해야 무게 중심이 앞에 다리에 잘 실린 상태로 엉덩이를 사용할 수 있습니다.

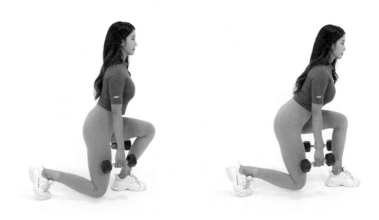

런지 무릎 왔다갔다 하는 자세 vs 고정된 자세 사진

런지 시 상체 각도에 따른 근육의 활성화

런지를 할 때 상체의 각도는 근육의 활성화에 큰 영향을 미치는 것으로 나타났는데요. Farrohkhi(2008)에 따르면 런지를 할 때 상체 각도에 따라 어떤 근육에 자극이 오는지 근전도 검사를 한 결과, 중립자세에서 런지를 하는 것과 비교했을 때 **상체 각도를 앞으로 숙인 자세에서 큰볼기근과 넙다리두갈**

래근이 활성화되는 것으로 나타났어요. 하지만 상체를 뒤로 세우는 자세에서는 근육활성도에 큰 차이가 없었습니다.

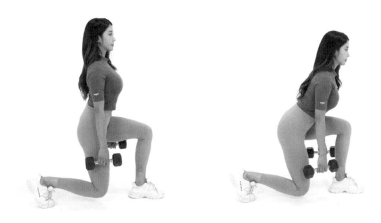

일반 런지 vs 상체각도 숙인 런지 비교 사진

런지 시 중량의 위치에 따른 근육의 활성화

런지를 할 때 중량은 어느 쪽에 두는 것이 좋을까요? Stastny(2015)에 따르면, 덤벨을 들고 런지를 할 때 같은 방향에 덤벨을 드는 것보다 **반대 방향에 덤벨을 들고 런지를 하는 것이 중간볼기근 활성화가 더 높게** 된다는 것을 발견했다고 해요. 비대칭적으로 중량을 들고 했을 때 신체의 중심을 잡기 위해 중간볼기근이 더 활성화된 것으로 보여요. 런지를 하면서 중간볼기근을 조금 더 활성화시키고 싶다면, 중량을 디딘 발 반대쪽에 들어보세요.

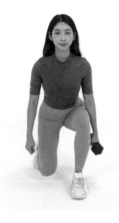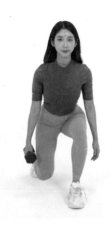

중량의 위치에 따른 런지 자세 비교 사진(같은 방향 vs 반대 방향)

포워드 런지 vs 싱글레그 스쿼트

런지를 할 때와 싱글레그 스쿼트를 할 때 어떤 운동이 힙에 자극이 잘 올까요? 놀랍게도 싱글레그스쿼트, 정확히는 **Monopodal squat를 했을 때 근활성도가 눈에 띄게 높은 것**으로 나타났습니다. 특히 바깥넓은근, 중간넓은근, 그리고 중간볼기근과 큰볼기근, 넙다리두갈래근 까지 눈에 띄게 활성화된 것을 확인할 수 있었어요.

　이는 **싱글레그 스쿼트가 다른 운동들에 비해서 골반과 무릎을 고정해 두어야 하기 때문에 볼기근의 활성도가 높아진 것**으로 보여요. 무릎의 각도를 동작 내내 유지하려고 전체적인 하체 근육의 활성도가 더 높아지게 된거죠. 따라서 중급자 분들은 운동 루틴에 Monopodal Squat를 포함시켜 보시는 것도 좋은 방법입니다.

핏블리의 하체운동 전략집

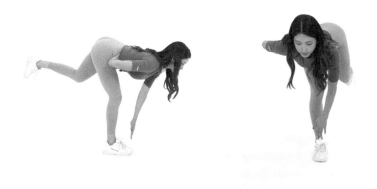

Monopodal 스쿼트 자세

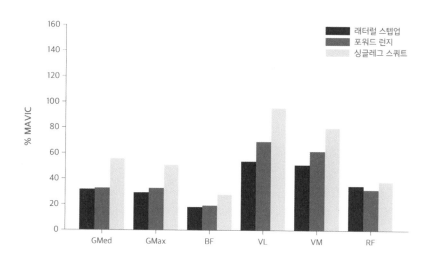

3. 사이드 스텝

사이드 스텝은 스쿼트 포지션에서 저항밴드를 가지고 하는 운동을 말해요. 실제로 제가 많이 활용하는 운동 방식입니다. 특히 현대인의 경우 엉덩관절을 외전, 외회전시켜주는 근육이 약한 경우가 많은데요. 중간볼기근이 약화되면, 엉덩관절의 외전, 외회전이 잘 일어나지 않을 수 있습니다. 따라서, 중량을 드는 운동 이외에도 **사이드스텝과 같은 운동을 통해 중간볼기근을 활성화**시켜 주시는 게 좋아요.

사이드 스텝 시 밴드의 위치에 따른 근육의 활성화

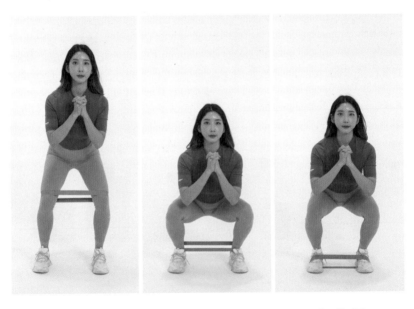

| 밴드 무릎 위 | 밴드 발목 위 | 밴드 발바닥 |

핏블리의 하체운동 전략집

사이드 스텝을 할 때 밴드의 위치를 발목에 두는 것보다 발에 두는 것이 볼기근의 활성화를 돕는 것으로 나타났어요. 특히 대퇴근막장근의 활성화를 줄이면서 볼기근을 활성화시키고 싶다면 밴드를 발에 두고 사이드스텝을 해보는 것을 추천해요.

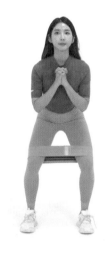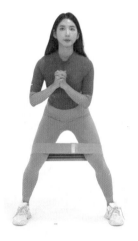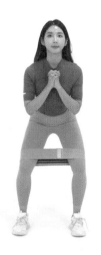

준비 자세	1단계	2단계
무릎관절 위에 힙밴드를 착용해 줍니다. 힙밴드를 벌리는 힘을 유지하면서 상체를 살짝 구부려줍니다.	숨을 들이마시고 복부에 힘을 준 상태에서 한 발을 바깥으로 옮깁니다. 발을 옮길 때에는 엉덩이 옆 중간볼기근의 힘을 활용하여 발을 이동시킵니다.	숨을 내쉬고 자세를 가다듬은 후 반대발을 옮겨 옆으로 걸어갑니다. 사이드스텝을 할 때는 정렬이 골반-무릎-발 순으로 될 수 있도록 해 주세요.

4. 라잉 레그컬

라잉레그컬은 햄스트링에 자극을 줄 수 있는 운동기구입니다. 누운 상태에서 골반을 고정해두고 무릎 관절을 구부려 햄스트링을 수축해주는 거예요. 엎드린 자세에서 수행하기 때문에 척주에 부담은 주지 않으면서도 하체를 운동할 수 있는 운동기구입니다.

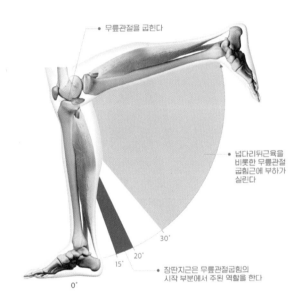

・무릎관절을 굽힌다

・넙다리뒤근육을 비롯한 무릎관절 굽힘근에 부하가 실린다

30°
20°
15°
0°

・장딴지근은 무릎관절굽힘의 시작 부분에서 주된 역할을 한다

라잉레그컬을 할 때 종아리에 자극이 간다고 말씀하시는 분들이 많이 있는데요. 그 이유는 **무릎을 구부리는 과정에서 장딴지근이 활용**되기 때문이에요. 장딴지근은 무릎관절 굽힘의 시작부분에서 주된 역할을 하는 근육이기 때문에 레그컬 할 때 종아리에 자극이 지나치게 가는 분들은 가동범위를 줄여 주세요. 가동범위를 **전체를 사용하는 것이 아니라 30도 이상에서부터 시작하는 것**을 추천드릴게요.

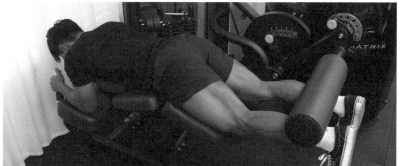

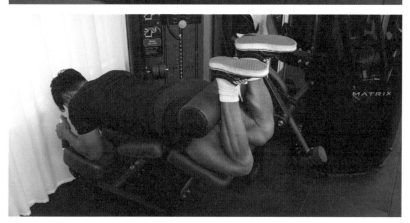

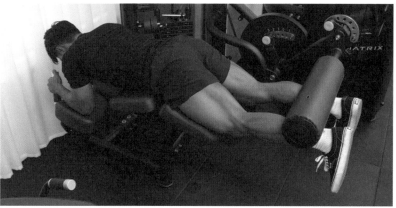

준비 자세	1단계	2단계
엉덩관절, 발목관절, 무릎관절이 일직선을 이루도록 합니다. 발목관절에 패드가 오도록 해 줍니다.	숨을 들이마시고 무릎관절을 천천히 굽힙니다. 발목관절이 배측굴곡 상태이면 정강이 근육을 긴장시킬 수 있고 발목관절이 저측굴곡 상태이면 정강이 근육의 긴장을 줄일 수 있습니다.	복부에 힘을 준 상태에서 준비자세로 돌아온 후 숨을 내 쉽니다. 넙다리뒤근이 늘어날 때 골반이 패드에서 떨어지거나 움직이지 않도록 주의합니다.

5. 레그프레스

레그프레스는 초보자도 안정적으로 고중량을 소화할 수 있는 운동기구에요. 백스쿼트와 비슷한 근육군을 타겟할 수 있지만 척주에 부하가 실리지 않기 때문에 부상을 예방하거나, 허리가 좋지 않은 분들이 백스쿼트를 대신해서 하기에 좋은 운동기구입니다. 초보자 분들은 처음에는 스쿼트와 비슷하게 발의 너비와 위치를 설정해 주시면 좋아요.

레그프레스는 발의 너비와 위치에 따라 타겟하는 근육을 다르게 정할 수 있는데요. **발판 위쪽에 발을 놓은 경우에는 볼기근과 대퇴부 후면 근육**을 단련할 수 있고, **발판 아래쪽에 발을 놓았을 경우에는 넙다리네갈래근**을 단련할 수 있어요. **양발을 좁게 할 경우 가쪽넓은근**을 타겟해 볼 수도 있고 **양발을 넓게 해서 안쪽넓은근**을 타겟해 볼 수도 있습니다.

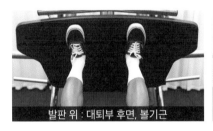 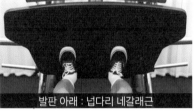

발판 위쪽 vs 발판 아래쪽

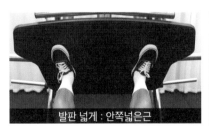 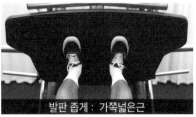

발판 넓게 vs 발판 좁게

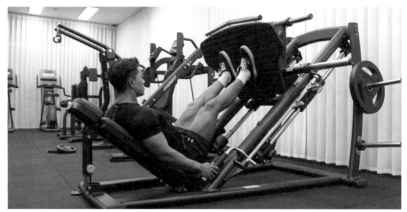

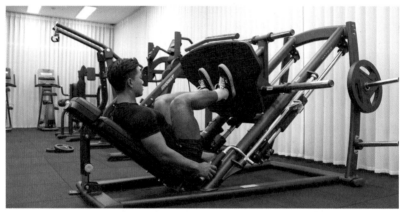

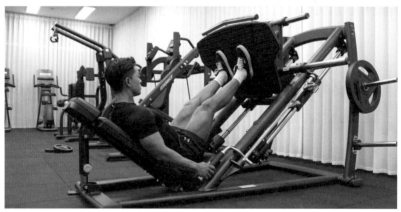

핏블리의 하체운동 전략집

준비 자세	1단계	2단계
머신 손잡이를 꽉 잡아서 몸통을 안정시켜주세요. 발은 어깨너비보다 조금 넓게 벌리고 발 사이 각을 약간 벌려줍니다.	숨을 마시고 무릎과 엉덩관절을 구부려주세요. 무릎 관절과 첫째 발가락, 둘째 발가락이 동일한 방향을 가리키고 있는지 확인하며 천천히 무게를 내려 주세요.	복부에 힘을 준 상태에서 양발로 발판을 밀어내고 숨을 내쉽니다. 발판을 밀어낼 때는 발 뒤꿈치, 발바닥이 떨어지지 않도록 신경 써 주세요.

6. 핵스쿼트

핵스쿼트는 여러 개의 관절을 사용하는 다관절복합운동이에요. 핵스쿼트를 볼기근을 타겟하는 운동 기구로 생각하실 수도 있지만, 사실 **핵스쿼트는 하체근육중에서도 넙다리네갈래근을 집중적으로 자극**할 수 있는 운동기구입니다.

핵스쿼트는 바벨의 무게가 발의 중앙에 오는 백스쿼트와는 다르게, 상체 각도가 90도에 가깝게 세워져 무게가 중앙이 아닌 뒤쪽으로 실리게 됩니다. 핵스쿼트는 스쿼트보다 무릎관절과 무게(저항) 사이의 거리가 멀어져 운동을 하게 되는 거예요. 따라서 핵스쿼트는 전반적인 허벅지 근육을 타겟할 때 좋은 운동기구에요.

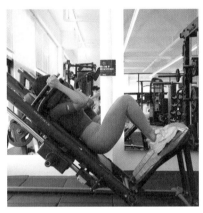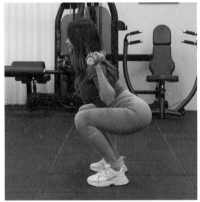

핵스쿼트 vs 스쿼트 저항 비교 사진

핵스쿼트를 할 때도 발의 위치에 따라서 다르게 자극을 줄 수 있는데요. 발을 조금 넓게 벌리면 안쪽넓은근과 모음근에 타겟을 할 수 있고, 발을 좁게 할 경우 가쪽넓은근을 타겟해 볼 수 있습니다.

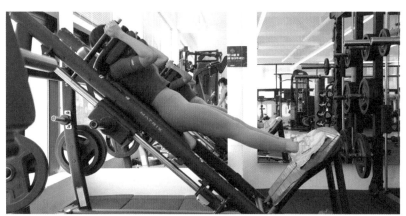

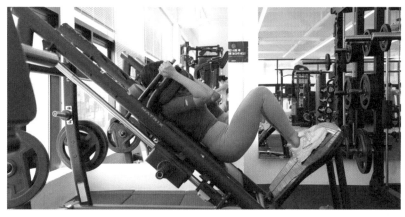

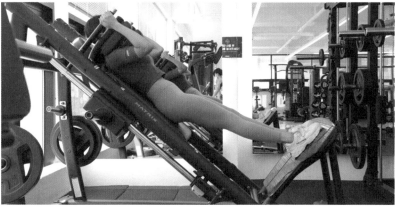

준비 자세	1단계	2단계
숨을 들이마시고 안전장치를 풀어주세요.	무릎과 엉덩관절을 구부려주세요. 무릎관절과 첫째 발가락, 둘째 발가락이 동일한 방향을 가리키고 있는지 확인하며 천천히 무게를 내려 주세요. 내려가면서 패드에서 몸이 떨어지지 않도록 상체에도 단단히 힘을 줍니다.	복부에 힘을 준 상태에서 양발로 발판을 밀어내고 숨을 내쉽니다. 발판을 밀어낼 때는 발에 전체적으로 골고루 힘을 줄 수 있도록 해 주세요.

7. 레그익스텐션

레그익스텐션은 넙다리네갈래근을 자극하는 데 도움이 되는 운동기구에요. 다른 근육에는 자극을 주지 않고 넙다리네갈래근을 안전하게 단독으로 사용할 수 있는 운동기구이기 때문에 초보자도 쉽게 진행할 수 있어요. 또 다른 운동으로 쉽게 타겟하기 어려운 넙다리네갈래근 윗부분을 발달시켜줄 수 있기 때문에 루틴에 넣어주시는 것을 추천드립니다.

    레그익스텐션은 기구 세팅이 중요한데요. 기구를 세팅할 때는 패드를 발목 위치에 맞춰주셔야 해요. 또 등받이가 너무 앞으로 나와 있거나 들어가 있지 않도록 무릎 뒷면이 의자에 닿을 수 있도록 의자의 위치를 설정해주세요.

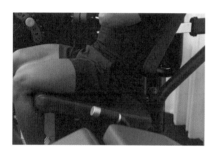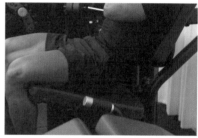

등받이에 제대로 기댄 자세 vs 아닌 자세
레그 익스텐션 기구 세팅 포인트

    동작을 수행할 때도 세심한 포인트를 잡아주면 넙다리네갈래근에 자극을 더 잘 느낄 수 있습니다. **첫째, 골반을 잘 고정해야 합니다.** 넙다리네갈래근 중에서 넙다리곧은근은 골반에 부착되어 있는데요. 레그익스텐션을 할 때는 골반을 잘 고정하고 안정성을 높일수록 골반에 부착되어 있는 넙다리곧은근을 잘 활용할 수 있어요. **둘째, 근육을 늘리는 과정에서 힘이 풀리지 않도록 해 주세요.** 넙다리네갈래근을 이완하는 과정에서 힘이 아예 빠져버리는 경우가 종종 있는데요. 무게를 내려놓을 때도 근육에 힘을 풀지 않고 긴장감을 유지할 수 있도록 신경써주세요.

셋째, 무게를 들어올릴 때 무릎을 최대한 먼저 사용하지 않도록 합니다.

무릎을 펴는 느낌으로 무게를 들어올리는 것이 아니라 골반 쪽 넙다리네갈래근을 먼저 수축해 무게를 들어올린다고 생각해주세요. 골반과 무릎이 가까워진다는 느낌으로 근육을 수축해 무게를 들어주시고 이 때 발바닥을 앞으로 밀어내는 힘을 사용해보세요.

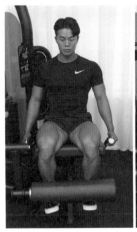 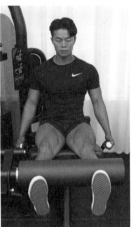 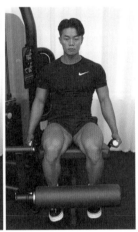

준비 자세	1단계	2단계
기구에 앉아 손잡이를 잡고 상체를 고정해주세요. 발목을 패드 아래에 고정해주세요. 발끝을 당겨서 고정해주세요.	복부에 힘을 준 상태에서 무릎을 펴내고 숨을 내쉽니다. 무릎을 펼 때는 반동을 사용하지 않고 지그시 펼 수 있도록 유의해 주세요.	숨을 마시면서 무릎을 구부려주세요. 무릎을 구부릴 때 골반이 움직이지 않도록 잘 고정해 주세요.

핏블리의 하체운동 전략집

8. 브이스쿼트

브이스쿼트는 큰볼기근, 특히 넙다리두갈래근을 강화하는데 좋은 운동이에요. 바벨의 무게가 발의 중앙에 오는 백스쿼트와는 다르게, 브이스쿼트는 상체 각도가 많이 굽혀져 무게가 중앙이 아닌 엉덩관절쪽으로 실리게 됩니다. 스쿼트보다 브이스쿼트가 엉덩관절과 무게(저항) 사이의 거리가 멀어져 운동을 하게 되는 거에요. 따라서 <u>브이스쿼트는 전반적인 볼기근, 넙다리뒤근육을 타겟할 때 좋은 운동기구</u>에요.

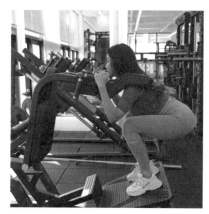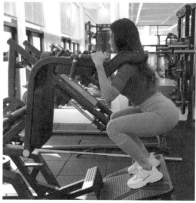

브이스쿼트 복부에 힘이 풀리는 자세 vs 힘이 풀리지 않는 자세

브이스쿼트를 할 때 많이 하는 실수는 동작을 하는 과정에서 복부의 힘이 풀리는 것인데요. **동작 내내 복부의 힘을 유지한 상태에서 척추 정렬을 중립으로 유지하는 것이 포인트**입니다. 브이스쿼트를 활용한 동작으로는 굿모닝, 브이스쿼트, 원레그 데드리프트 등이 있으니 여러 가지 동작을 넣어 루틴을 구성해보세요.

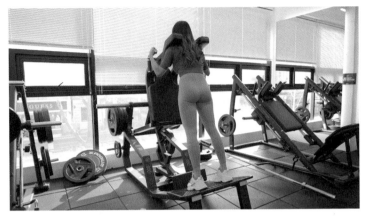

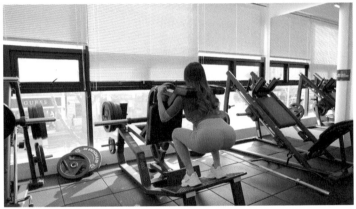

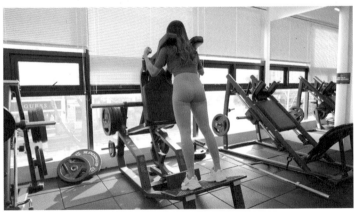

핏블리의 하체운동 전략집

준비 자세	1단계	2단계
발은 어깨너비보다 넓게 벌리고 발 사이 각을 약간 벌려줍니다. 호흡을 마시고 복부에 힘을 준 상태로 복압을 잡아줍니다.	무릎과 엉덩관절을 구부려주세요. 무릎관절과 첫째 발가락, 둘째 발가락이 동일한 방향을 가리키고 있는지 확인하며 천천히 무게를 내려 주세요. 무릎 높이까지 내려가며 근육을 최대한 이완해주세요.	복부에 힘을 준 상태에서 다시 서있는 자세로 돌아온 후 숨을 내쉽니다.

엉덩이가 3배 커지는 하체운동 루틴

9. 굿모닝

굿모닝은 무겁지 않은 중량으로 자세에 신경써서 진행하면 허벅지 뒤쪽의
근육과 기립근을 강화할 수 있는 좋은 운동이에요. 특히 스쿼트 할 때 상체
가 많이 숙여져서 고민이신 분들은 굿모닝을 꼭 해보시는 것을 추천드려요.
하지만 굿모닝을 하면 좋지 않은 분들도 있는데요. **등이 굽어서 흉추가 잘
펴지지 않는 분들은 굿모닝 운동을 진행하면 아래쪽 허리뼈에 큰 스트레스
를 줄 수 있기 때문에 주의**하시는 것이 좋습니다.

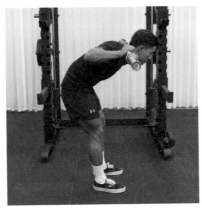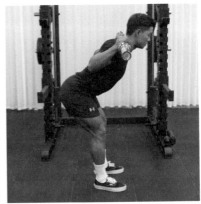

굽은 등으로 굿모닝 하는 사진 vs 펴진 등으로 굿모닝 하는 사진

굿모닝을 연습할 때에는 다음 포인트를 기억해 주시면 좋은데요. **첫째,
흉추가 잘 펴지는지 확인을 해 주셔야 해요.** 앞서 말씀드렸듯이 흉추가 잘
펴지지 않으면 오히려 허리에 무리가 갈 수 있습니다. **둘째, 처음부터 중량
을 올리기보다는 막대로 자세를 잡아주시고 점진적으로 무게를 올려가는 것
을 추천드립니다.** 굿모닝은 지나치게 무거운 중량으로 진행하기보다는 바

핏블리의 하체운동 전략집

른 자세로 자극점을 찾는 데 집중해주세요. **셋째, 복압을 잘 잡아주어야 합니다.** 모든 운동에서 복압을 잡는 것은 중요하지만 특히 굿모닝은 더더욱 유의해서 복압을 잡아주어야해요. 상체 전반에 긴장감을 유지해준 상태에서 복부에 힘을 잡고, 하체 후면부 근육을 늘려주고 수축해주는 연습을 해 주세요.

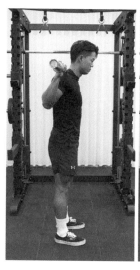 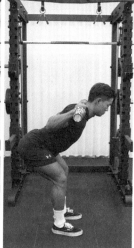 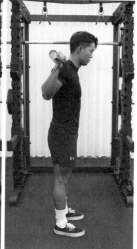

준비 자세	1단계	2단계
발은 어깨너비 정도로 벌리고 발 사이 각을 약간 벌려줍니다. 호흡을 마시고 복부에 힘을 준 상태로 복압, 엉덩이 근육에 긴장감을 잡아줍니다.	무릎은 아주 살짝, 엉덩관절을 구부려 상체를 숙여주세요. 복부의 압력을 유지하면서 뒤쪽의 근육을 최대한 이완해주세요.	복부에 힘을 준 상태에서 다시 서있는 자세로 돌아온 후 숨을 내쉽니다.

엉덩이가 3배 커지는 하체운동 루틴

10. 어브덕션

힙어브덕션은 무릎관절의 부담, 허리 부담없이 볼기근을 타겟할 수 있는 좋은 운동 기구에요. **엉덩이 자극을 느끼지 못하는 분들도 쉽게 자극을 찾는 기구**입니다. 어브덕션을 할 때는 상체를 세울수록 중간볼기근이 많이 사용되고, 상체가 굽혀질수록 대둔근이 사용되니 상체 각도를 다양화시켜보시면 좋습니다.

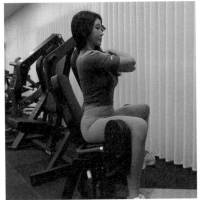
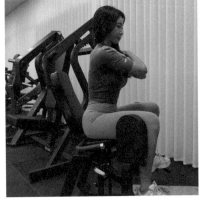

상체 세워 어브덕션 상체 굽혀 어브덕션

준비 자세	1단계	2단계
머신 손잡이를 꽉 잡아서 몸통을 안정시켜주세요. 받침대 위에 발을 올리고 발바닥이 바닥과 수평을 이루도록 해주세요.	숨을 마시고 엉덩관절을 바깥으로 벌리는 힘으로 패드를 밀어주세요. 밀어낼 때 발바닥이 기울어지지 않도록 유의합니다.	복부에 힘을 준 상태에서 무게를 버티면서 엉덩이를 모아줍니다.

힙어브덕션이 부담스러운 초보자 분들이라면 맨몸으로하는 어브덕션 동작으로 대체해 줄 수 있습니다. 대표적으로는 옆으로 누워서 하는 라잉 힙 어브덕션, 스탠딩 힙 어브덕션을 들 수 있습니다.

○ 스탠딩 힙 어브덕션

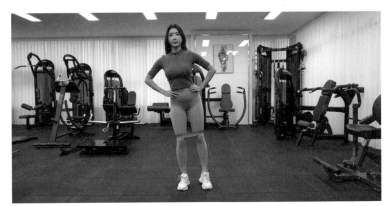

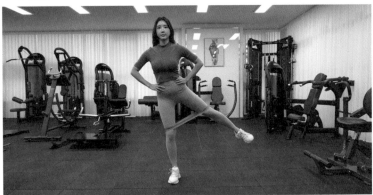

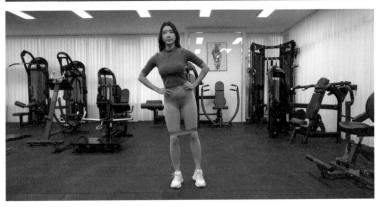

핏블리의 하체운동 전략집

준비 자세	1단계	2단계
발목에 탄력밴드를 끼운 상태에서 한쪽다리에 무게를 싣어 서주세요.	숨을 들이 마시고 디딘다리에 힘을 유지하면서 반대쪽 다리를 바깥쪽으로 들어올립니다.	숨을 마시고 천천히 엉덩이 긴장감을 유지하면서 내려주세요.

○ 라잉 힙 어브덕션

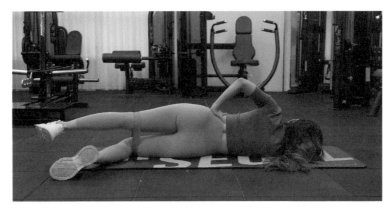

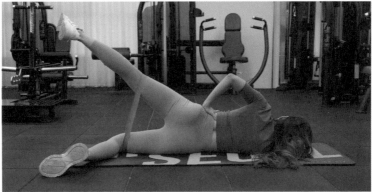

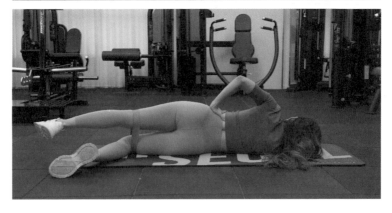

핏블리의 하체운동 전략집

준비 자세	1단계	2단계
팔꿈치와 어깨가 일직선이 되도록 고정한 상태에서 옆으로 누워주세요. 발목에 탄력밴드를 고정한 상태에서 준비해 주세요.	숨을 들이마시고 위에 있는 다리를 천천히 들어올려 줍니다.	숨을 마시고 천천히 아래로 내려줍니다.

엉덩이가 3배 커지는 하체운동 루틴

11. 케이블 킥백

케이블 킥백은 케이블에서 할 수 있는 대표적인 힙 운동이에요. **앞쪽 허벅지에 자극이 많이 오지 않으면서 엉덩이를 타겟할 수 있는 운동**이라는 장점이 있어요. 초보자분들한테는 조금 어려울 수 있으니 처음에는 힙밴드나 루프밴드로 연습한 후에 순차적으로 진행해 보시는 것을 추천드려요.

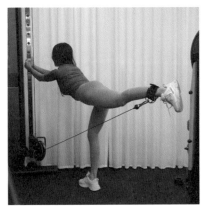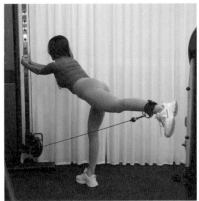

지나치게 뒤로 다리를 들어올리는 자세 vs 일반적인 자세

    케이블 킥백을 할 때는 가동범위를 잘 생각하며 진행하는 것이 좋습니다. 우리가 **엉덩관절을 뒤로 펼 수 있는 각도는 20도 정도**인데요. 이 범위를 넘어서서 다리를 들어올리려고 하면 엉덩이 근육이 아닌 허리를 사용하게 됩니다. 따라서 발을 지나치게 뒤로 차는 느낌보다는, 엉덩이에 힘을 줘서 다리를 들어올리는 데 집중해 주세요.

                                                핏블리의 하체운동 전략집

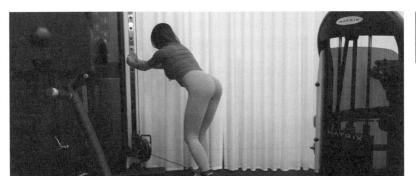

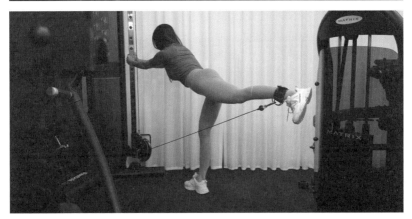
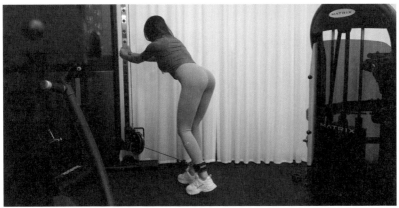

준비 자세	1단계	2단계
기구에 정면으로 서서 살짝 골반을 앞으로 기울여 준다. 한쪽 다리는 케이블에 앵클 스트랩으로 연결해주고, 손으로 케이블 지지대를 잡아준다.	숨을 들이마시고 복부에 힘을 준 상태에서 다리를 뒤로 차 준다. 다리를 찰 때는 엄지발가락을 바깥으로 살짝 외회전 한 상태를 유지한다.	숨을 마시고 천천히 아래로 내려준다.

케이블 힙어브덕션 대체동작

케이블 힙어브덕션이 어려운 초보자이거나 홈트레이닝을 하는 분들은 대체 동작을 활용해보세요.

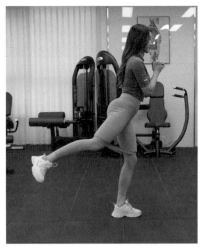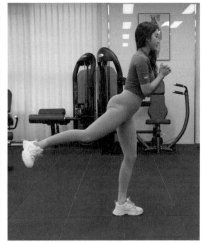

대체 동작 힙밴드 킥백, 맨몸 킥백 사진

핏블리의 하체운동 전략집

12. 케이블 힙어브덕션

케이블 힙어브덕션은 케이블에서 할 수 있는 대표적인 힙 운동이에요. 케이블 킥백이 큰 볼기근을 타겟한다면 **케이블 힙어브덕션은 중간볼기근까지 타겟할 수 있는 운동**입니다. 다리를 옆으로 차내는 단순한 동작으로 보일 수 있지만 골반 윗부분은 움직이지 않으면서 다리를 옆으로 들어야 하기 때문에 생각보다 어려워요.

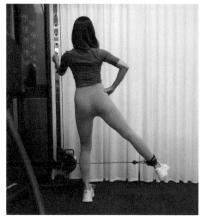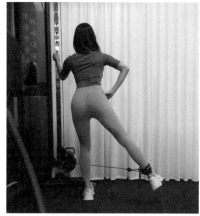

다리를 지나치게 옆으로 차내는 자세(허리꺾임) vs 허리꺾임 없는 자세

케이블 힙어브덕션을 할 때 허리가 아픈 분들은 다리를 옆으로 차낼 때 골반을 함께 위로 움직이는 것은 아닌지 확인해보시는 것이 좋습니다. 또 케이블 킥백과 마찬가지로 지나치게 옆으로 차내기 보다는 중간볼기근을 사용해서 들어올리는 데 집중해주세요. 케이블 힙어브덕션은 초보자분들한테는 조금 어려울 수 있으니 처음에는 힙밴드나 루프밴드로 연습한 후에 순차적으로 진행해 보시는 것을 추천드려요.

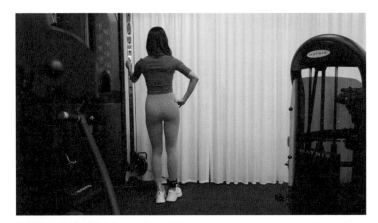

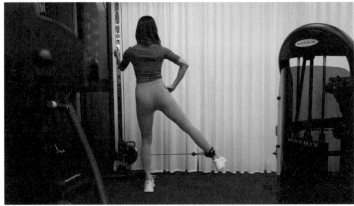

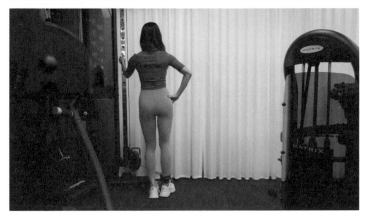

핏블리의 하체운동 전략집

준비 자세	1단계	2단계
기구를 옆에 두고 서서 한쪽 다리는 케이블에 앵클 스트랩으로 연결해준다. 손으로 케이블 지지대를 잡아준다.	숨을 들이마시고 복부에 힘을 준 상태에서 다리를 옆으로 차 준다..	숨을 마시고 천천히 아래로 내려준다.

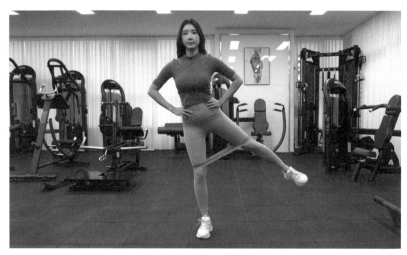

대체 동작 힙밴드 어브덕션

04

하체루틴을 구성하는 방법

일주일에 몇번 운동해야 할까?

헬린이들이라면 정말 많이 하는 고민일 거예요. 일주일에 몇 번 운동을 해야 할까요? 웨이트트레이닝을 하다 보면 주당 운동횟수, 세트 수, 무게는 어떻게 정해야 하는지 정말 고민이 많을 거예요. 본격적인 루틴을 소개하기 전에 많은 구독자 분들이 궁금해하는 **근력운동의 빈도, 세트 수, 무게, 휴식시간 설정 방법**을 알려드릴게요.

우리가 운동을 자주 할수록 체력과 근력이 늘어나지만 실제로 근육이 만들어지는 것은 장기간에 걸쳐서 이루어지는 대공사라고 생각을 해야 해요. 우리가 운동을 하면 신경계가 먼저 발달을 하고, 근섬유가 손상되고, 회복되고를 반복하면서 근육이 성장하게 되어요. 신경계에서는 손상을 보상하기 위해서 근섬유 표면에 있는 위성 세포를 분열시켜 새로운 근육 세포로 재구성합니다. 이러한 과정을 거쳐서 새로운 근섬유를 만들어 내는 거예요.

이렇게 근육의 비대는 오래 걸리는 일이기 때문에 우리는 지속적인 습관 형성을 목표로 두고 주당운동횟수를 정하는 것이 좋아요. 우리가 운동을 처음 시작하면 열정과 에너지가 넘쳐서, 또는 빨리 몸을 만들고 싶은 마음에 일주일에 4회씩 열정을 불태우며 운동을 하다가 금방 지쳐서 운동을 포기하는 경우가 대부분이거든요.

따라서 처음 근력운동을 시작했다면, 1~2개월 동안은 운동하는 습관이 몸에 베일 수 있도록 주 2회로 운동하는 것을 추천합니다. 그리고, 단계적으로 횟수를 늘려주세요.

주2회 - 헬린이, 운동할 시간이 충분하지 않은 경우

처음 헬스를 시작한 헬린이거나 운동할 시간이 충분하지 않다면 주 2회 운동을 해 보세요. 초보 단계에서는 기초가 덜 갖추어져 있기 때문에 특정 근육, 특정 부위에 신경을 쓰기보다는 전신의 근육과 관절을 최대한 많이 움직여 근육을 다루는 기본적인 능력을 갖추는 것이 좋습니다. 여러 관절과 근육을 동시에 사용하는 다관절 운동을 통해 기초적인 운동 능력을 기르고 운동과 다음 운동 사이의 간격은 여유롭게 잡는 것이 좋아요.

주3회 – 체력이 길러진 경우, 시간적 여유가 있는 경우

조금 더 시간적 여유가 생기고 체력이 길러지신 분, **중급자 이상은 횟수를 늘려서 주 3회로 운동**을 해 보세요. 운동 목적에 따라 루틴을 구성하시는 것이 좋은데 근육의 부피를 키우고 싶다면 분할 방법을 활용해 보는 것도 좋습니다. 실제로 가장 많은 분들이 활용하는 3분할법을 예시로 설명해보도록 할게요. 3분할로 운동을 할 때에는 보통 하루에 두 부위를 운동하는 데 대근육군 하나와 소근육군 하나를 묶는 것이 일반적이에요. 3분할 방법도 여러가지로 구분해 볼 수 있어요.

첫 번째로, 당기는 운동과 미는 운동을 묶어서 대근육군과 보조근육을 운동하는 방법이 있어요. 가슴과 삼두, 등과 이두를 묶고, 하체와 어깨를 묶어서 운동을 해 주는 거예요. 이 방법은 어깨를 제외한 모든 부위에 이틀 이상의 휴식을 줄 수 있어서 무난한 방법이라고 할 수 있어요.

두 번째로 슈퍼세트로 구성하는 방법이 있어요. 중급자 이상으로 강도 높게 운동을 하고 싶다면 슈퍼세트를 활용해 보세요. 가슴과 등을 묶고, 이두, 삼두, 어깨를 한 번에 그리고 하체를 따로 운동하는 이 방법은 아놀드 슈왈제네거가 소개해서 유명해진 분할법이에요. 분할운동법을 활용하게 되면 해당 부위에 긴 휴식을 주는 대신 그 부위를 확실하게 운동해야 한다는 것을 꼭 기억해 주세요.

주4회 - 중급자 이상 추천

만약 주 4회로 근력 운동을 하고 있다면 이미 헬린이가 아닐 가능성이 커요. 주당 4일 내외의 근력 운동을 할 경우 4분할법을 활용하는 경우가 있는데 일반적으로는 가슴/삼두, 등/이두를 묶고 하체와 어깨를 따로 운동해줘요. 하지만 난이도 측면에서 3분할 - 4분할 - 5분할로 올라가는 것은 아니기 때문에 **해당 부위를 확실하게 자극할 수 있는 방법으로 선택하여 운동**하는 것을 추천해요.

훈련빈도	일	월	화	수	목	금	토
주4회	휴식	하체	상체	휴식	하체	상체	휴식
주5회	휴식	가슴, 어깨, 삼두	하체	등, 승모, 이두	휴식	가슴, 어깨, 삼두	하체
주6회	가슴, 등	하체	어깨, 팔	휴식	가슴, 등	하체	어깨, 팔

<일반적 분할 훈련의 예>

이미 훈련이 잘 된 중급자의 경우, 그리고 주당 운동횟수가 많은 경우에는 분할법을 사용하면 훈련과 훈련 사이에 적절한 회복의 기간을 가질 수 있어요. 일반적으로는 같은 근육을 자극하는 훈련 사이에 **회복일을 하루 이상, 그리고 3일을 넘지 않도록** 일정을 짜 주시는 것이 좋아요. 일반적으로 상체운동은 하체운동보다 회복이 더 빠르게 되고, 단일관절 운동이 다관절 운동에 비해 회복이 더 빠르게 되니 참고해서 루틴을 짜 보면 좋습니다.

세트당 무게와 반복 횟수는 어떻게 해야 할까?

각 근육당 몇 회 반복하는 지는 자신의 근력에 따라 설정하는 것이 중요합니다. 나는 처음 헬스를 시작한 헬린이인데 하체 근력을 키우고 싶다고 해서 스쿼트 1000개를 한다고 가정해 볼게요. 자신이 가지고 있는 근력보다 과도하게 운동을 한다면 오히려 부상을 입거나 근육의 발달이 저해될 수 있어요.

운동프로그램에서 세트, 무게, 반복 횟수는 운동의 목적에 따라 다르게 설정해야 해요. 우리가 근육의 크기를 키우고 싶은지, 살을 빼고 싶은지, 힘을 키우고 싶은지에 따라 세트당 반복횟수가 천차만별로 달라지기 때문이에요. 일반적으로 반복 횟수는 내가 들어올리는 중량과는 반비례 관계에 있어요. 무거운 중량을 들어올릴수록 수행 가능한 반복횟수는 적어지고, 가벼운 중량을 들어올릴수록 수행 가능한 반복횟수는 많아져요.

%1RM	반복횟수
100	1
95	2
93	3
90	4
87	5
85	6
83	7
80	8
77	9
75	10
70	11
67	12
65	15

핏블리의 하체운동 전략집

NASM에 따르면 **근육의 비대를 목적으로 하는 경우,** 중량은 높게 반복 횟수는 적게 설정하는 것이 좋아요. 구체적으로는 최대로 들 수 있는 무게 (1RM)의 75~85%에서 6~12회를 권고합니다. 근육을 크게 만들기보다 **체지방을 연소하거나 지구력을 기르기 위해서**는 최대로 들 수 있는 무게(1RM)의 50~70%에서 12~20회를 추천해요. 만약 근육량을 늘리는 것이 아니라 **순수하게 힘을 늘리는 것이 목적**이라면 최대로 들 수 있는 무게(1RM)의 85~100%에서 1~5회로 운동해 보세요.

목표	반복 횟수	세트 수	강도
근 지구력	12~20	1~3 세트	50~70% of 1RM
근비대	6~12	3~5 세트	75~85% of 1RM
최대근력	1~5	4~6 세트	85~100% of 1RM

<총 정리한 표>

문제는 일반적으로 운동을 하는 분들의 경우 자신의 1RM을 측정하는 일이 많이 없다는 거예요. 그런 경우에는 최대 반복 횟수 부하로부터 1RM을 예측해보실 수 있어요. 내가 최대로 10번 할 수 있는 무게를 찾아서, 해당 열의 앞부분을 참조해보면 1RM에 해당하는 무게를 찾을 수 있는 거예요.

본인의 힘에 적합한 중량을 이용하는 것은 굉장히 중요해요. 우리가 자신의 힘을 과대평가해 무게를 너무 빨리 올릴 경우 자세가 점차 흐트러져 근육의 발달도 더디게 되고, 목표한 부위에 정확한 자극을 줄 수 없으며, 부상을 입을 수도 있습니다.

최대 반복횟수(RM)	1	2	3	4	5	6	7	8	9	10
1RM(%)	100	95	93	90	87	85	83	80	77	75
	10	10	9	9	9	9	8	8	8	8
	20	19	19	18	17	17	17	16	15	15
	30	429	28	27	26	26	25	24	23	23
	40	38	37	36	35	34	33	32	31	30
	50	48	47	45	44	43	42	40	39	38
	60	57	56	54	52	51	50	48	46	45
	70	67	65	63	61	60	58	56	54	53
	80	76	74	72	70	68	66	64	62	60
	90	86	84	81	78	77	75	72	69	68
	100	95	93	90	87	85	83	80	77	75
부하	110	105	102	99	96	94	91	88	85	83
(lb 혹은 kg)	120	114	112	108	104	102	100	96	92	90
	130	124	121	117	113	111	108	104	100	98
	140	133	130	126	122	119	116	112	108	105
	150	143	140	135	131	128	125	120	116	113
	160	152	149	144	139	136	133	128	123	120
	170	162	158	153	148	145	141	136	131	128
	180	171	167	162	157	153	149	144	139	135
	190	181	177	171	165	162	158	152	146	143
	200	190	186	180	174	170	166	160	154	150
	210	200	195	189	183	179	174	168	162	158
	220	209	205	198	191	187	183	176	169	165
	230	219	214	207	200	196	191	184	177	173

루틴을 짤 때는 무엇을 고려해야 할까?

첫 번째, 전신운동 - 복합관절운동 - 단순관절운동 순으로 운동을 배치해 주세요.

운동의 목적과 개인의 운동 수준에 따라 다를 수 있지만, 전신의 관절과 기능을 모두 사용할 수 있는 운동부터 시작하는 것이 좋습니다. 전신운동은 상체와 하체를 복합적으로 쓸 수 있는 운동들이 해당되며 푸쉬프레스, 쓰러스터, 스내치 같은 운동들이 있습니다. 복합관절운동은 여러 개의 관절을 사용하는 운동으로 스쿼트, 데드리프트, 벤치프레스 같은 운동들이 이에 해당

핏블리의 하체운동 전략집

합니다. 꼭 바벨을 사용하지 않아도 여러 개의 관절을 사용하는 운동이라면 복합관절운동에 해당합니다. 단순관절운동은 하나의 관절을 사용하는 운동으로 레그익스텐션, 레그컬 등이 이에 해당합니다.

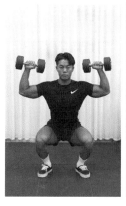 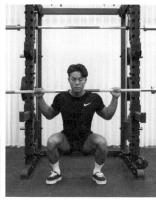 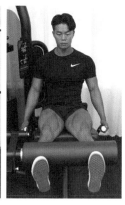

전신운동(쓰러스터)　　　　복합관절운동(스쿼트)　　　단순관절운동(레그익스텐션)

두 번째, 프리웨이트와 머신운동을 골고루 활용해 주세요. 프리웨이트는 고정되어 있지 않은 무게를 들어올리면서 하는 운동을 말하는데요. 벤치프레스, 스쿼트, 데드리프트와 같은 운동들이 대표적이라고 할 수 있습니다. 프리웨이트는 머신운동과 다르게 정해져 있는 궤적이 없기 때문에 주동근 말고도 정말 많은 보조근육들이 함께 사용됩니다. 따라서 프리웨이트를 활용할 때 주동근, 보조근, 코어근육까지 골고루 발달시킬 수 있어요. 반면 머신운동은 보조근의 개입을 줄이고 내가 타겟하는 부위의 수축과 자극에만 집중할 수 있다는 장점이 있어요. 또 궤적이 정해져 있기 때문에 부상의 위험이 적고 운동 초보자도 쉽게 사용할 수 있어요. 이렇게 프리웨이트와 머신운동은 각각의 장점이 다르기 때문에 두가지 운동을 적절히 섞어서 루틴을 구성해주시면 좋아요.

세 번째, 양측성운동과 편측성운동을 골고루 넣어주세요. 양측성 운동은 양손과 양발을 동시에 사용하는 운동으로 대표적으로 스쿼트, 데드리프트, 숄더프레스 같은 운동들이 있어요. 편측성 운동은 한손, 한발을 사용하는 운동으로 스플릿 스쿼트, 런지, 원암덤벨로우 같은 운동들이 있어요. 양측성 운동은 큰 힘을 낼 수 있다는 장점이 있고, 편측성 운동은 척추와 흉곽의 다양한 움직임을 사용할 수 있고 기능적인 움직임이 가능하다는 장점이 있어요. 따라서 루틴을 구성할 때는 양측성운동과 편측성운동이 골고루 들어가도록 고려해주면 좋아요.

네 번째, 자신의 수준에 맞는 프로그램 적용이 필요합니다. 어떻게 보면 네 번째 영역이 가장 힘든 부분이라고 할 수 있어요. 웨이트 트레이닝은 중량을 활용하는 운동이기 때문에 나의 운동 수준에 맞게 루틴을 설계하고, 점진적으로 강도를 높여가는 과정이 중요해요.

처음 트레이닝을 시작했다면 가장 중요한 것은 코어와 안정성을 기르는 거예요. 기본적으로 있었던 근육의 불균형을 개선해줄 수 있는 운동들을 병행해주고, 준비운동에 더 공을 쏟는 것이 좋습니다. 근육, 힘줄, 인대, 관절을 적절히 준비시켜주어야 조직에 받는 과부하를 예방해 줄 수 있기 때문이에요.

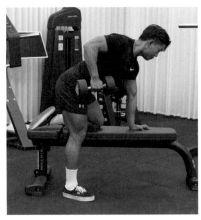 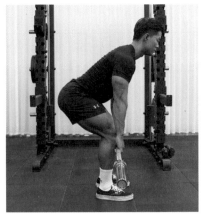

편측성 운동(원암덤벨로우)   양측성 운동(덤벨로우)

핏블리의 하체운동 전략집

이 때는 무리한 운동보다는 전신의 움직임의 패턴을 익히는데 중점을 두어 운동을 해 주는 것이 중요해요.

4주 정도는 코어와 안정성을 기르는데 투자를 해 주시고 이 부분이 어느 정도 이루어졌다면 근육량을 증가시키기 위해서 트레이닝의 양을 증가시키는 과정이 필요해요. 무게, 세트수, 횟수를 점진적으로 증가시켜가면서 근육량을 증가시키는 것을 목표로 해 주세요.

당기기 운동

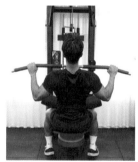 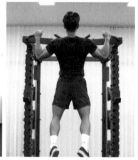 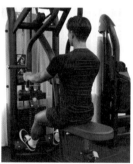

랫풀다운   풀업   시티드 로우

다섯 번째, 운동순서의 배열을 다양하게 구성해보세요.

한 번의 훈련 내에서 운동을 배열하는 방법은 여러가지가 있는데요. 매번 같은 방식으로 운동 순서를 배열해서 운동하는 것이 아니라 다양한 방법으로 구성해 볼 수 있어요. 가장 쉽게 활용해 볼 수 있는 방법은 **밀기와 당기기 운동을 교대로 배열하는 거예요.** 벤치프레스, 숄더프레스, 트라이셉스 익스텐션과 같은 밀기 운동을 먼저 수행하고 랫풀다운, 풀업, 시티드로우, 벤트오버로우, 바이셉스컬 같은 당기기 운동을 연속해서 수행하는 거예요.

밀기 운동

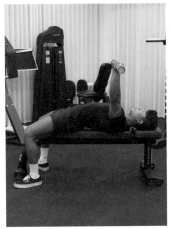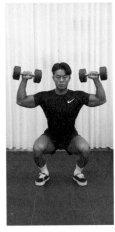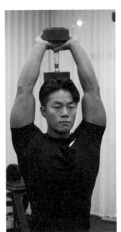

벤치프레스 숄더프레스 트라이셉스 익스텐션사진

예를 들어 벤치프레스를 한 후 다음 운동으로 랫풀다운을, 트라이셉스 익스텐션을 한 후 바이셉스 컬을 배치해서 운동을 하는 거죠. 이렇게 운동을 하게 되면 운동을 연속해서 하더라도 같은 근육군이 사용되지 않기 때문에 훈련의 피로를 줄일 수 있어요.

또 상체와 하체운동을 교대로 수행해 볼 수도 있어요. 이 방법은 같은 부위를 연속해서 운동하는 것이 힘들다고 느끼는 경우, 혹은 시간이 많이 없는 경우 활용하면 좋아요. 상체운동을 연속적으로 할 때와 다르게, 상체 운동 후 하체 운동을 하게 되면 휴식을 할 필요 없이 바로 운동을 실시할 수 있기 때문에 운동에 소요되는 시간을 줄일 수 있어요.

핏블리의 하체운동 전략집

운동의 강도는 어떻게 늘려갈까?

운동의 부하는 언제 증가시켜야 할까요? 무게를 올리는 시점은 다음과 같아요. 무게는 **첫째, 목표한 반복 횟수에 큰 힘듦 없이 도달했을 때 올릴 수 있어요.** 예를 들어 근비대를 목표로 하는 사람이 스쿼트를 40kg로 12번 편안하게 성공했다면 무게를 올려도 좋아요. 이 때는 올바르지 않은 자세로 반복 횟수에 도달한 것이 아니라 가볍다고 느낄 정도로 편안하게 운동한 것을 의미해요. 단, 목표한 횟수보다 1회나 2회를 겨우 넘어선 수준이라면 조금 더 신중히 무게를 올려주는 것이 좋아요.

　조금 더 보수적으로는 2-2법칙(2-for-2rule)을 사용해볼 수 있어요. 만약 두 번의 연속적인 세트를 수행하고 마지막 세트에서 목표로 했던 횟수보다 두 번 더 개수를 수행할 수 있다면 다음번에는 무게를 증가시켜도 좋아요. 예를 들어서 스쿼트를 10회 반복 3세트로 계획했는데 우리가 2세트, 3세트에서 모두 12회 수행할 수 있었다면 다음 번에는 무게를 증가시켜서 진행하는 거죠.

목표	운동 부위	부하 증가
약함, 훈련이 부족함 (초보자)	상체	1~2kg
	하체	2~4kg
강함, 잘 훈련됨 (중, 상급자)	상체	2~4kg
	하체	4~7kg

　이 때 어느 정도 무게를 올려야 할지도 많이 궁금하실텐데요. **초보자의 경우에는 상체는 1~2kg, 하체는 2~4kg 내외로 증량하는 것을 추천해요. 또 중급자 이상은 상체는 2~4kg 하체는 4~7kg 내외로 증량하는 것을 추천드려요.**

웨이트트레이닝은 무거운 중량을 다루는 운동이므로 무리하게 무게를 올려 운동강도를 높이기보다 휴식시간을 줄인다던가, 세트 구성의 방법에 변화를 주는 것처럼 트레이닝의 원리를 활용하여 운동 강도를 높이는 것을 추천드릴게요.

세트 수는 어떻게 설정해야 할까?

처음 운동을 시작하는 경우라면 1~2세트부터 세트수를 설정해서 시작하는 것을 추천드립니다. 처음에는 무리해서 세트 수를 늘리는 것보다 바른 자세에 신경써주세요. 사실 8-12회 반복으로 한세트를 제대로 수행하는 것도 근력과 근비대에 도움이 된다는 연구 결과들은 많이 있습니다. 다만 중급 및 상급 선수들의 경우에는 운동 볼륨이 필요하기 때문에 세트 수를 증가시키는 것을 추천드려요. 운동의 목적에 따라 **근지구력을 목표로 하는 경우**에는 세트 내에 반복횟수를 12~20회로 늘려주고 세트는 1~3세트 정도로 설정해주세요, **근비대를 목표로 하는 경우**에는 6~12회로 3~5세트, **최대근력을 목표로 하는 경우**에는 1~5회로 4~6세트 운동을 수행해 줍니다.

목표	반복 횟수	세트 수
근 지구력	12~20	1~3 세트
근비대	6~12	3~5 세트
최대근력	1~5	4~6 세트

휴식시간은 어떻게 설정해야 할까?

저항성 운동에서 운동만큼 중요한 것이 바로 휴식시간의 설정입니다. 휴식시간은 세트와 세트 사이에 회복에 쓰인 시간을 말하는데요. 훈련의 목적, 무게, 운동 능력에 따라서 많이 달라질 수 있어요. 세트 사이의 휴식의 길이는 부하와 높은 관련이 있습니다. **들어올린 부하가 클수록 세트와 세트사이에는 더 긴 휴식을 가져가주시는 것이 좋아요.** 그래서 정말 고중량을 들어올리는 파워리프터들은 세트 사이 3~5분가량 휴식을 취하기도 해요.

휴식시간은 획일적으로 적용하는 것이 아니라 들어올린 상대적 부하, 운동시 동원된 근육량을 바탕으로 세심하게 정해주는 것이 좋지만 쉽게 참고할 수 있도록 훈련 목표에 따른 휴식시간 설정 방법을 알려드리도록 할게요. 횟수를 많이 가져가는 **근지구력 운동의 경우 휴식시간은 30초 이하로, 근비대의 경우 휴식시간은 30초-1분 30초 사이로, 근력운동의 경우 휴식시간은 2-5분 내외로 설정해주시는 것을 추천드립니다.** 너무 긴 휴식은 운동의 강도를 떨어뜨리고, 너무 짧은 휴식은 다음 세트 수행에 지장을 주므로 적절한 휴식시간 설정이 중요해요.

목표	휴식 시간
근 지구력	30초 이하
근비대	30초~1분30초
최대근력	2~5분

초보자 하체 운동 루틴/근지구력 하체운동 루틴

ROUTINE 1. 초보자 하체 운동 루틴(근지구력)					
운동명	세트	무게	진행횟수	휴식	근육
스쿼트	1~3	50~70% of 1RM	12~20회	30s~1min	하체
굿모닝	1~3	50~70% of 1RM	12~20회	30s~1min	하체 후면
레그프레스	1~3	50~70% of 1RM	12~20회	30s~1min	하체
라잉레그컬	1~3	50~70% of 1RM	12~20회	30s~1min	넙다리뒤근
데드버그	3	X	10회	30s~1min	코어

ROUTINE 2. 초보자 하체 운동 루틴(근지구력)					
운동명	세트	무게	진행횟수	휴식	근육
스플릿스쿼트	1~3	50~70% of 1RM	12~20회	30s~1min	하체
리버스런지	1~3	50~70% of 1RM	12~20회	30s~1min	하체
레그익스텐션	1~3	50~70% of 1RM	12~20회	30s~1min	넙다리네갈래근
이너타이	1~3	50~70% of 1RM	12~20회	30s~1min	모음근
버드독	3	X	10회	30s~1min	코어

ROUTINE 3. 초보자 하체 운동 루틴(근지구력)					
운동명	세트	무게	진행횟수	휴식	근육
고블릿스쿼트	1~3	50~70% of 1RM	12~20회	30s~1min	하체
레그프레스	1~3	50~70% of 1RM	12~20회	30s~1min	하체
힙어브덕션	1~3	50~70% of 1RM	12~20회	30s~1min	엉덩관절벌림근
이너싸이	1~3	50~70% of 1RM	12~20회	30s~1min	모음근
사이드플랭크	3	X	10회	30s~1min	코어

<초보자 하체 운동 루틴/근지구력 하체운동 루틴>

핏블리의 하체운동 전략집

중급자 하체 운동 루틴 / 근비대 하체운동 루틴

ROUTINE 1. 중급자 하체 운동 루틴(근비대)					
운동명	세트	무게	진행횟수	휴식	근육
스쿼트	3~5	75~85% of 1RM	6~12회	30s~1min 30s	하체
굿모닝	3~5	75~85% of 1RM	6~12회	30s~1min 30s	하체 후면
레그프레스	3~5	75~85% of 1RM	6~12회	30s~1min 30s	하체
라잉레그컬	3~5	75~85% of 1RM	6~12회	30s~1min 30s	넙다리뒤근
데드버그	3	X	10회	30s~1min 30s	코어

ROUTINE 2. 중급자 하체 운동 루틴(근비대)					
운동명	세트	무게	진행횟수	휴식	근육
스플릿스쿼트	3~5	75~85% of 1RM	6~12회	30s~1min 30s	하체
리버스런지	3~5	75~85% of 1RM	6~12회	30s~1min 30s	하체
레그익스텐션	3~5	75~85% of 1RM	6~12회	30s~1min 30s	넙다리네갈래근
이너타이	3~5	75~85% of 1RM	6~12회	30s~1min 30s	모음근
버드독	3	X	10회	30s~1min 30s	코어

ROUTINE 3. 중급자 하체 운동 루틴(근비대)					
운동명	세트	무게	진행횟수	휴식	근육
고블릿스쿼트	3~5	75~85% of 1RM	6~12회	30s~1min 30s	하체
레그프레스	3~5	75~85% of 1RM	6~12회	30s~1min 30s	하체
힙어브덕션	3~5	75~85% of 1RM	6~12회	30s~1min 30s	엉덩관절벌림근
이너싸이	3~5	75~85% of 1RM	6~12회	30s~1min 30s	모음근
사이드플랭크	3	X	10회	30s~1min 30s	코어

<중급자 하체 운동 루틴/근비대 하체운동 루틴>

엉덩이가 3배 커지는 하체운동 루틴

상급자 하체 운동 루틴 / 근력 하체운동 루틴

ROUTINE 1. 상급자 하체 운동 루틴(근력)					
운동명	세트	무게	진행횟수	휴식	근육
스쿼트	4~6	85~100% of 1RM	1~5회	2~5min	하체
스플릿스쿼트	4~6	85~100% of 1RM	1~5회	2~5min	하체
레그프레스	4~6	85~100% of 1RM	1~5회	2~5min	하체
라잉레그컬	4~6	85~100% of 1RM	1~5회	2~5min	넙다리뒤근
데드버그	3	X	10회	30s~1min 30s	코어

ROUTINE 2. 상급자 하체 운동 루틴(근력)					
운동명	세트	무게	진행횟수	휴식	근육
스플릿스쿼트	4~6	85~100% of 1RM	1~5회	2~5min	하체
리버스런지	4~6	85~100% of 1RM	1~5회	2~5min	하체
레그익스텐션	4~6	85~100% of 1RM	1~5회	2~5min	넙다리네갈래근
이너타이	4~6	85~100% of 1RM	1~5회	2~5min	모음근
버드독	3	X	10회	30s~1min 30s	코어

ROUTINE 3. 상급자 하체 운동 루틴(근력)					
운동명	세트	무게	진행횟수	휴식	근육
고블릿스쿼트	4~6	85~100% of 1RM	1~5회	2~5min	하체
레그프레스	4~6	85~100% of 1RM	1~5회	2~5min	하체
힙어브덕션	4~6	85~100% of 1RM	1~5회	2~5min	엉덩관절벌림근
이너싸이	4~6	85~100% of 1RM	1~5회	2~5min	모음근
사이드플랭크	3	X	10회	30s~1min	코어

<상급자 하체 운동 루틴/근력 하체운동 루틴>

핏블리의 하체운동 전략집

05

추천 하체루틴

1. 급찐급빠 하체루틴

헬린이를 기절할 것처럼 힘들게 할 수 있는 하체운동 루틴입니다. 한 가지의 운동을 한 후 바로 이어서 같은 부위 운동을 해 줌으로써, 더 강도 높은 하체가 가능하게 구성해보았으니 한번 따라해보세요.

운동 ① : 레그프레스 + 바운스 스쿼트

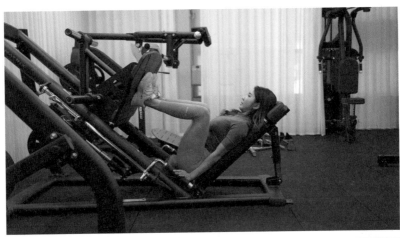

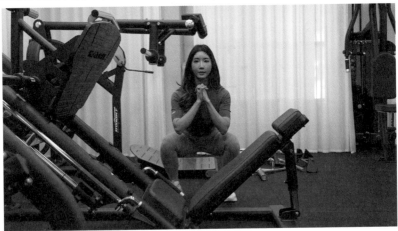

핏블리의 하체운동 전략집

운동 설명

- 레그프레스는 허리에 직접적으로 무게가 내려오지 않으면서 고중량을
  다룰 수 있는 좋은 운동기구에요. 중량이 무겁기 때문에 루틴의 앞부분에
  배치하는 것을 추천드립니다.

주의사항

- 레그프레스를 할 때 엉덩이가 좌석에서 뜨거나 허리가 등받이에서
  떨어진다면 척주에 무리가 갈 수 있어요. 개인의 유연성에 따라 차이가
  있겠지만 다리를 지나치게 굽히고 있는 것은 아닌지 확인해 주세요.
- 첫째와 둘째 발가락과 무릎 방향이 맞도록 신경써서 동작을 수행해 주세요.

꿀TIP 및 장점

- 중급자 TIP : 레그프레스 이후에 가동범위를 제한하여 바운스 스쿼트를 해
  줍니다.
- 엉덩이 자극 TIP : 레그프레스를 할 때 보폭은 넓히고 발판의 윗부분을 밟아
  주세요.

운동 ② : 스미스머신 런지 + 맨몸 백런지

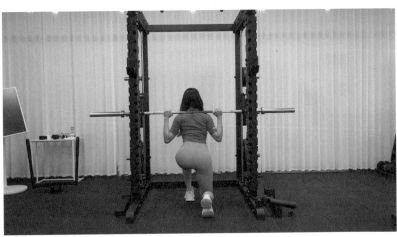

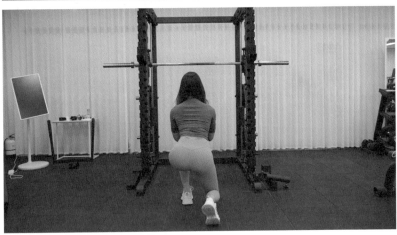

핏블리의 하체운동 전략집

운동 설명

- 스미스머신을 활용한 런지는 덤벨을 활용한 런지보다 고중량을 다룰 수
  있어요.

주의사항

- 상체를 굽힌 상태에서 런지를 진행해야 엉덩이 근육에 더 자극을 줄수
  있습니다. 만약 앞쪽 허벅지에도 자극을 주고 싶다면 상체를 세운 상태로
  수행하셔도 무방해요.
- 런지를 할 때 디딘발의 무릎이 뒤로 빠지며 무게 중심이 뒤로 빠지지 않도록
  신경써 주세요.

꿀TIP 및 장점

- 중급자 TIP : 스미스머신 런지 이후에 백런지를 해 주세요. 스미스머신
  런지를 왼발을 마쳤다면, 바로 맨몸 런지를 왼발로 해주어 근육에 추가적인
  부하를 주는 거예요.
- 런지는 잘못할 경우 무릎 부담이 큰 운동이기 때문에 항상 무릎이 뒷꿈치
  위에 고정되어 있는지 확인해 주세요.

운동 ③ : 레그익스텐션 + 원레그 레그익스텐션

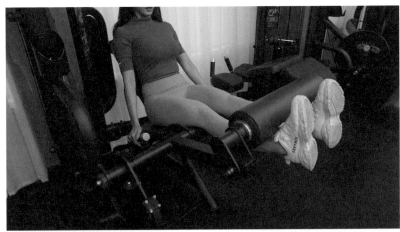

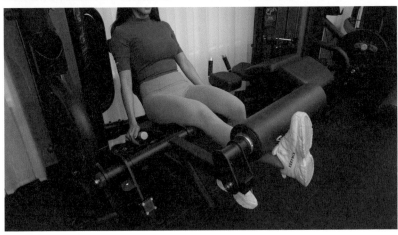

핏블리의 하체운동 전략집

운동 설명

- 레그 익스텐션을 기피하시는 여성 분들이 많은데 무릎의 안정성을 위해서라도 앞쪽 허벅지 운동을 해주시는 것이 필요해요.

주의사항

- 반동을 쓰지 않도록 하며, 가동범위는 최대한으로 가져갈 수 있도록 해 주세요.
- 좌우 비대칭이 있다면, 혹은 양쪽 다리에 균일하게 자극을 주고 싶다면 원레그 익스텐션으로 한쪽씩 해보는 것도 좋은 방법이에요.

꿀TIP 및 장점

- 중급자 TIP: 레그 익스텐션을 내릴 때 위에서 저항을 주세요. 일부러 누르는 힘과 저항을 추가해주면 더 힘들게 진행할 수 있어요.

운동 ④ : 케이블 킥백 + 맨몸 킥백

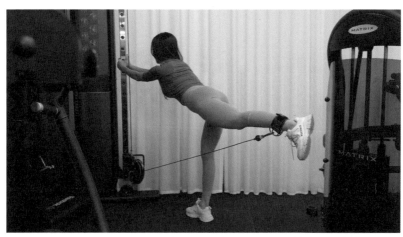

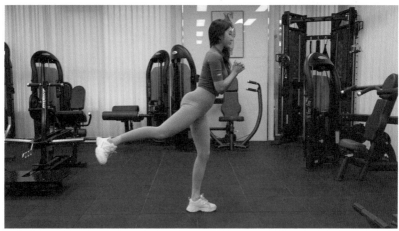

핏블리의 하체운동 전략집

운동 설명

- 케이블에서 사이드 레그레이즈를 해 준 후 밴드 사이드 스텝으로 추가 부하를 줄 거예요.

주의사항

- 신체 중심을 잘 유지한 상태에서 골반 아래부분만 들어올려 중둔근에 자극을 줍니다.
- 골반이 같이 움직일 경우 허리 옆쪽에 있는 근육에 자극이 강하게 올 수 있기 때문에 골반 아래는 고정해주시는 것이 포인트입니다.
- 앞쪽 허벅지에 자극이 온다면 다리를 차는 각도를 살짝 뒤쪽으로 보내주세요.

꿀TIP 및 장점

- 밴드를 활용한 사이드 스텝을 뒤이어서 하면 추가 부하를 줄 수 있어요.
- 중량운동을 한 후 뒤이어서 밴드 운동을 해 주면 운동 강도를 높일 수 있습니다.

2. 시간없는 사람을 위한 힙운동 루틴

시간이 없을 경우 활용할 수 있는 컴파운드 세트 힙운동 루틴을 알려드릴게요. 시간이 없을 때는 휴식시간을 줄이고 두 가지 운동을 묶어서 연속으로 수행해 보세요.

운동 ① + ② : 힙쓰러스트 + 원레그 데드리프트

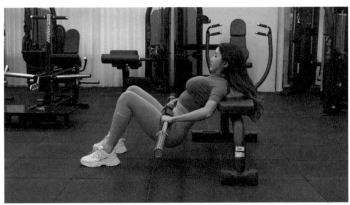

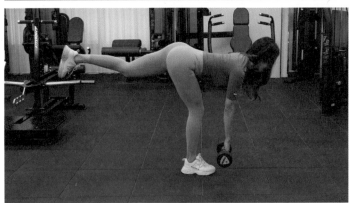

운동 설명

- 힙쓰러스트로 엉덩이에 수축감을 준 후, 원레그 데드리프트로 추가로
  늘려줍니다.
- 두 가지 동작은 휴식 없이 연결해서 수행해주세요.

주의사항

- 힙쓰러스트를 할 때 허리 보호를 위해서 복부의 힘을 잘 잡아주시고, 고개를
  살짝 당긴 상태에서 복압을 잘 잡아주세요.
- 원레그데드리프트를 할 때 골반 균형을 잘 잡아주세요.

꿀TIP 및 장점

- 힙쓰러스트를 할 때 발끝이 멀리가게 되면 햄스트링에 더 자극을 줄 수
  있고, 발끝을 당겨오게 되면 둔근에 자극을 줄 수 있습니다.
- 원레그데드리프트를 할 때 덤벨을 디딘발 반대편에 들고 하게 되면 균형을
  잡는 과정에서 중둔근이 더 많이 사용됩니다.

운동 ③ + ④ : 레그컬 + 스티프 데드리프트

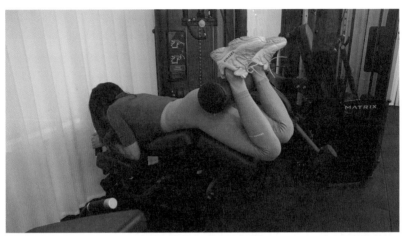

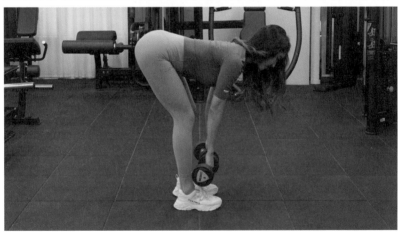

핏블리의 하체운동 전략집

운동 설명

- 레그컬로 햄스트링에 피로를 준 후 스티프 데드리프트를 연속으로 이어서 해줍니다.

주의사항

- 스티프 데드리프트를 할 때 허리 보호를 위해서 무릎을 약간 구부려주고 무게 중심을 뒤로 실어주세요. 허리가 전방으로 많이 숙여지기 때문에 허리 부상에 유의해주세요.
- 스티프 데드리프트를 할 때 허리가 아픈 분은 가동 범위를 줄여주세요.

꿀TIP 및 장점

- 발끝을 바깥으로 돌리면 허벅지 바깥쪽(대퇴이두근)에 자극을 더 잘 느낄 수 있습니다. 발을 안쪽으로 돌려놓으면 허벅지 뒷면의 안쪽 반막근과 반건양근에 자극을 더 잘 느낄 수 있습니다.
- 상체를 숙일 때 무릎을 굽히면 엉덩이 부분을 더 잘 쓸 수 있습니다.
- 무릎을 거의 편상태로 상체를 숙이면 뒤쪽 허벅지의 수축을 강하게 느낄 수 있습니다.

3. 앞벅지 자극 없는 힙운동 루틴

어떤 운동을 해도 앞쪽 허벅지에 자극이 느껴지는 분들이 있을 거예요. 그런 분들을 위해서 앞쪽 허벅지에 최대한 자극이 가지 않으면서 동그란 엉덩이를 만들 수 있는 힙운동을 추천해드릴게요. 무슨 운동을 해도 계속 앞쪽 허벅지만 아프고 힙에는 자극이 하나도 느껴지지 않는 분들은 **엉덩이와 후면 근육에 자극을 느낄 수 있는 세 가지 동작**을 연습해 보세요.

오늘 알려드리는 운동은 최대한 하체 전면 근육, 즉 앞쪽 허벅지의 자극을 줄이고 하체 후면근육, 허벅지 뒤쪽에 자극을 느끼도록 해 줄 거예요. 먼저 앞쪽 허벅지에만 자극이 느껴지는 이유를 간단히 알려드리도록 할게요. 대부분의 현대인들은 오랜 시간 엉덩관절이 접혀있는 상태로 의자에 앉아서 생활을 하고 있어요. 이런 경우에 **엉덩관절을 접어주는 근육들은 짧아진 상태로 굳어지게 되고, 엉덩관절을 펴주는 근육들은 약화**되게 돼요.

특히 의자에 앉아서 생활하는 시간이 길어질수록 엉덩관절을 굽혀주는 근육들은 점점 더 타이트해지고 우리 몸의 무게중심이 바뀌게 돼요. 서 있을 때도 무게중심이 앞쪽에 실리게 되는 거예요.

엉덩관절을 굽혀주는 근육들이 단축되어 있는 경우에는 우리가 똑바로 서려는 시도를 하지만 계속 굽혀져 있는 상태를 유지하게 되고 그러면서 우리는 점점 앞쪽 허벅지 근육을 많이 사용하게 되고 대둔근과 햄스트링 같은 후면 근육은 약화됩니다. 이런 경우에는 어떤 운동을 하더라도 엉덩관절이 제대로 펴지지 않아서 앞쪽 허벅지에만 자극이 느껴질 수 있어요.

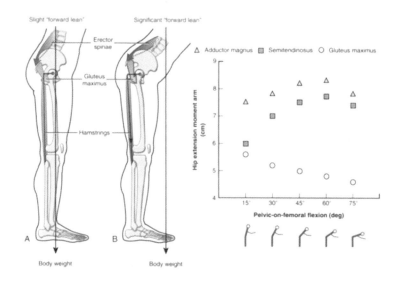

출처, 뉴만 Kinesiology 근육뼈대계통의 기능해부학 및 운동학

　　따라서 이런 분들을 위해서 엉덩관절을 펴는 근육인 햄스트링과 둔근을 활용하는 세가지 힙 운동을 추천드리고자 해요. 그 전에 앞서 요골반을 안정화시켜줄 수 있는 장요근 스트레칭과 데드버그 같은 안정화 운동을 먼저 해주신다면 힙운동을 할 때 더 안정적인 상태에서 수행할 수 있으니 함께해 볼게요.

웜업 : 장요근 스트레칭

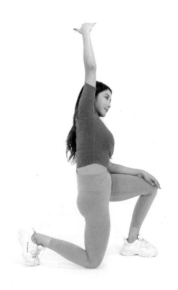

핏블리의 하체운동 전략집

운동 설명

- 한쪽 무릎을 세우고 반대쪽 무릎을 굽혀서 앉아 주세요.
- 배에 힘을 유지한 채 천천히 상체를 세워 바로 섭니다.
- 팔을 뻗어 멀리 넘겨 주세요.

주의사항

- 골반과 허리의 중립을 유지할 수 있도록 해 주세요.

꿀TIP 및 장점

- 허리를 꺾어 배를 내미는 느낌이 아닌 몸과 골반 전체가 앞으로 이동한다는
  느낌으로 장요근을 늘려줍니다.
- 골반이 뒤로 빠져있는 상태에서는 장요근을 제대로 늘릴 수 없어요. 항상
  꼬리뼈를 아래로 내리는 힘을 유지하여, 장요근을 늘려주세요.

운동 ① : 리버스하이퍼

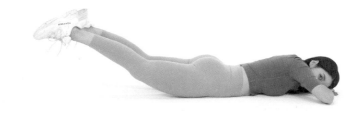

운동 설명

- 발을 어깨 너비로 벌려주고, 발끝을 펴 주세요.
- 골반 뼈의 앞부분을 패드에 기대어 엎드려주세요.
- 다리를 위로 들어올리며 엉덩이, 햄스트링이 제대로 수축되는지 느껴보세요

주의사항

- 복부의 압력을 준 상태에서 다리를 뒤로 들어올릴 수 있도록 진행해 줍니다.
- 발끝을 살짝 밖으로 돌려서 열어낸 상태를 유지해 주세요.

꿀TIP 및 장점

- 엉덩관절을 펴주는 동작이 주가 되는 리버스 하이퍼에서는 뒤쪽근육을 더 활성화시켜서 운동할 수 있어요.
- 해부학적으로 엉덩관절이 펴지는 각도는 20도예요. 지나치게 다리를 많이 들려고 할 경우에는 허리를 이용해서 나머지 가동범위를 만들어낼 수 있으니 지나치게 위로 올리는 것보다는 엉덩이와 햄스트링 같은 후면 근육 수축에 집중해주세요.

운동 ② : 덤벨 원레그 데드리프트

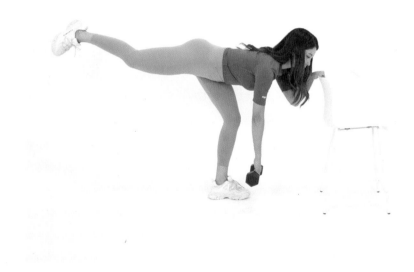

운동 설명

- 다리를 살짝 구부리고 한쪽 발로 중심을 옮겨 주세요.
- 한쪽 다리로 중심을 잡으며 다른 다리를 뒤로 뻗으며 상체를 숙여주세요
- 최대한 상체와 움직이는 다리가 1자를 이룰 수 있도록 해 주세요.

주의사항

- 복부의 힘이 풀리지 않도록 유의합니다.
- 골반이 기울어지지 않도록 유의합니다.

꿀TIP 및 장점

- 원레그 데드리프트를 할 때는 햄스트링의 길이가 늘어나면서 무게를 버티고 수축하게 됩니다.
- 이렇게 근육의 길이가 늘어나는데 근섬유는 계속 수축하며 타이트하게 근육의 장력이 발휘되는 것을 신장성 수축이라고 해요.
- **신장성 수축을 통해서 근섬유에 손상을 주기 더 쉽기 때문에** 신장성 수축을 운동 루틴에 넣으면 근육의 크기를 키우는 데 도움이 돼요.

운동 ③ : 브릿지

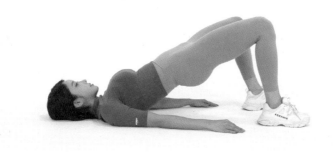

운동 설명

- 바닥에 누운 상태로 양손을 펴서 몸통 옆에 놓고 무릎을 구부려 줍니다.
- 숨을 내쉬면서 발에 힘을 주어 골반을 들어올립니다.
- 몇초간 유지한 후 골반이 바닥에 닿지 않을 정도로 몸을 내렸다가
  들어올립니다.

주의사항

- 복부의 힘이 풀리지 않도록 유의합니다.
- 엉덩관절 앞부분이 끝까지 펴질 수 있도록 동작을 수행합니다.

꿀TIP 및 장점

- 동작이 잘 나온다면 변형동작을 시도해 보세요.
- **얼터네이트 힙 브릿지** : 기본 힙브릿지에 비해 코어와 척추의 안정성을 더
  강화해 줄 수 있는 동작입니다. 척추 정렬을 바르게 만들어 준 후 브릿지
  자세가 흐트러지지 않게 주의하며 한다리씩 다리를 들어올려주세요.
- **이너타이 힙 브릿지** : 탱탱볼이나 쿠션을 무릎에 끼고 쿠션이나 무릎이
  빠지지 않도록 하는 과정에서 허벅지 안쪽에 힘을 더 주게 되고 내전근 운동
  효과를 더해줄 수 있어요.
- **힙브릿지 어브덕션** : 밴드를 다리에 감거나 끼고 발 간격을 벌리는 과정에서
  엉덩이를 바깥으로 벌려주는 근육인 중둔근의 운동 효과를 더해줄 수 있어요.

4. 전방경사를 위한 힙운동 루틴

골반이 전방경사인 경우 기립근과 대퇴직근, 대퇴근막장근이 짧아져 있는 상태이고 엉덩이와 햄스트링, 복근은 약화되어 있는 상태입니다. 따라서 짧아져 있는 근육은 이완시켜주고, 약화되어 있는 근육은 강화할 수 있도록 운동루틴을 구성하여 진행하는 것을 추천드립니다.

웜업 : 대퇴직근 스트레칭

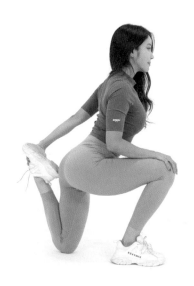

운동 설명

- 런지 자세처럼 한쪽 다리는 앞으로 내밀어 무릎을 꿇은 반 무릎 자세에서 상체는 허리가 꺾이지 않게 곧게 펴줍니다.
- 발목을 한 손으로 잡아 무릎을 구부려주거나 스텝박스에 올려줍니다.
- 몸통을 앞으로 이동시켜 대퇴직근을 늘려줍니다.

주의사항

- 허리가 꺾이지 않게 배꼽을 등으로 붙인다는 느낌으로 복압을 잡아주세요.
- 몸통이 앞으로 이동할 때 허리가 꺾이면 넙다리곧은근이 제대로 이완되지 않기 때문에 몸통을 곧게 세우고 복압이 절대 풀리지 말아야 합니다.

꿀TIP 및 장점

- 본격적인 하체 운동 전 수행하게 되면 앞쪽 허벅지에 오는 긴장감을 줄일 수 있습니다.

운동 ① : 힙쓰러스트

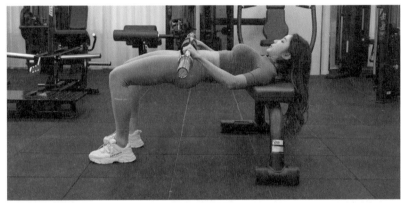

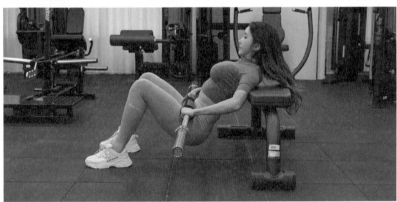

운동 설명

- 벤치에 날개뼈가 있는 부분을 기대 누워줍니다.
- 정강이와 지면이 수직을 이룰 수 있는 위치에 발을 두고 발을 바깥으로 살짝 벌려줍니다.
- 호흡을 마시고 복부에 힘을 준 상태에서 천천히 엉덩관절과 엉덩이 부분을 늘려줍니다.
- 발바닥에 힘을 준 상태에서 엉덩관절을 펴줍니다. 시작자세로 돌아온 후 숨을 내쉽니다.

주의사항

- 힙쓰러스트를 할 때는 복부에 힘이 풀리지 않도록 유의해야 합니다.
- 턱을 당긴 상태에서 진행하면 복부 긴장감을 더 잘 유지할 수 있습니다.

꿀TIP 및 장점

- 발을 멀리 둘 경우 햄스트링에 자극을 줄 수 있습니다.

운동 ② : 스쿼트

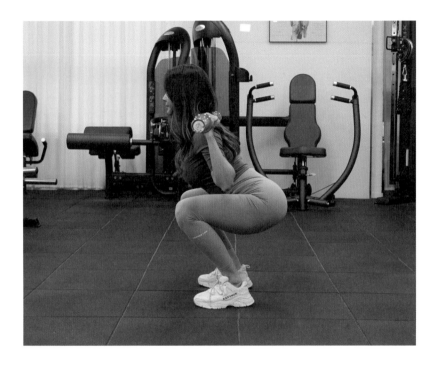

핏블리의 하체운동 전략집

운동 설명

- 바벨을 양손에 쥐고 발을 어깨 너비로 벌리고 서줍니다.

- 바벨을 렉에서 들어올려 뒤로 물러나 시작 지점으로 이동합니다.

주의사항

- 복부에 압력이 풀리지 않도록 유의합니다.

꿀TIP 및 장점

- 전방경사가 있을 경우 무게중심선이 앞으로 무너지고, 엉덩관절을 끝까지 펴지 못할 수 있습니다. 이부분에 유의해서 스쿼트 동작을 연습해 주세요.

운동 ③ : 레그컬

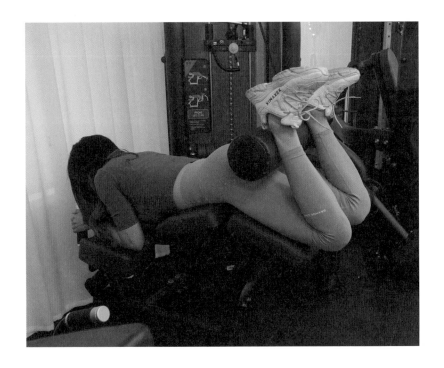

운동 설명

- 엉덩관절, 발목관절, 무릎관절이 일직선을 이루도록 합니다.
- 발목 관절에 패드가 오도록 해 줍니다.
- 숨을 들이 마시고 무릎을 천천히 굽힙니다.
- **발목관절이 배측굴곡 상태**이면 정강이 근육을 긴장시킬 수 있고 **발목 관절이 저측굴곡 상태**이면 정강이 근육의 긴장을 줄일 수 있습니다.
- 복부에 힘을 준 상태에서 준비자세로 돌아온 후 숨을 내쉽니다.

주의사항

- 햄스트링 근육이 늘어날 때 골반이 패드에서 떨어지거나 움직이지 않도록 유의합니다.

꿀TIP 및 장점

- 종아리 근육에 자극이 많이 오는 분들은 발끝을 편 상태(발바닥 굽힘)에서 동작을 수행하면 종아리에 걸리는 장력을 줄일 수 있습니다.

5. 홈트 하체루틴 1

복기근과 모음근 강화에 도움이 되는 하체루틴입니다. 원레그 데드리프트, 리버스 런지, 스모스쿼트, 사이드 런지로 이루어지는 루틴입니다.

운동 ① : 원레그 데드리프트

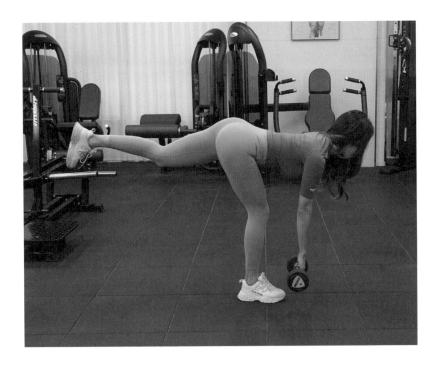

핏블리의 하체운동 전략집

운동 설명

- 의자 왼쪽 편에 서서 오른손으로 의자를 잡고 반대 손은 덤벨을 잡아줍니다.
- 덤벨을 잡은 손은 허벅지를 스치듯이 상체를 90도까지 내려갔다가 올라올 때는 발 뒷꿈치로 바닥을 지그시 밀어 올라옵니다.

주의사항

- 가장 많이하는 실수는 등과 허리가 둥글게 말리면서 덤벨이 몸에서 멀어진 상태로 운동을 하는 겁니다.
- 가슴과 어깨를 열고 무게를 등으로 잡아놓고 허벅지를 스치듯이 내려갔다 올라옵니다.
- 무릎을 너무 구부려서 내려가지 않도록 해줍니다.

꿀TIP 및 장점

- 중둔근을 강화할 수 있으며, 하체 후면부에 자극을 줄 수 있는 운동입니다.

운동 ② : 리버스런지

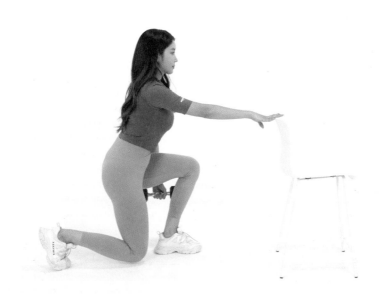

운동 설명

- 다리는 골반 너비로 벌려 다리를 접어 바닥에 대 줍니다.
- 다리가 90도가 되도록 자세를 만들어주고 디딘 다리를 바닥에 고정시켜,
  디딘다리쪽 엉덩이에 힘을 주며 바닥을 밀어내며 다리를 들어올립니다.

주의사항

- 엉덩이 아래쪽 근육에 집중해 주세요.
- 무게중심은 앞다리에 실어서 운동해주세요.

꿀TIP 및 장점

- 무릎을 접어 내려갈 때 뒷다리를 너무 멀리 뻗으면 엉덩이가 아닌 앞쪽
  허벅지가 스트레칭 되는 느낌을 받을 수 있습니다.
- 뒷꿈치를 밀어내는 힘을 사용하면 엉덩이 힘을 더 잘 사용할 수 있습니다.

운동 ③ : 사이드 런지

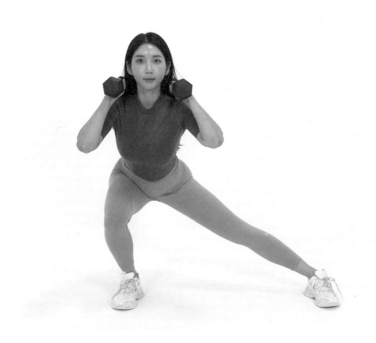

운동 설명

- 다리 너비는 어깨 1.5배에서 2배까지 넓게 벌리고 다리 모양은 11자로
  자세를 만들어 줍니다.
- 사이드 런지는 좌우로 무게를 이동시켜 모음근에 집중할 수 있습니다.

주의사항

- 사이드 런지는 발을 11자로 만들어 줘야 합니다.
- 발끝이 벌어지지 않도록 자세를 신경써 주세요.

꿀TIP 및 장점

- 마시면서 엉덩관절을 접어주시고 호흡을 내뱉으며 엉덩관절을 펴며 지그시
  일어납니다.
- 무릎이 발끝을 넘어가며 옆으로 밀리지 않도록 유의해주세요.

엉덩이가 3배 커지는 하체운동 루틴

6. 홈트 하체루틴 2

전신 근력을 향상시키고, 칼로리를 소모하는데 도움이 되는 하체루틴입니다. 하체뿐만 아니라 어깨운동까지 할 수 있도록 구성되어 있습니다. 덤벨 와이드 스쿼트와 스쿼트, 원레그 데드리프트와 힙익스텐션, 슬로우 버피, 덤벨 숄더프레스와 사이드 레터럴레이즈로 구성되어 있습니다.

운동 ① : 덤벨 와이드 스쿼트 & 스쿼트

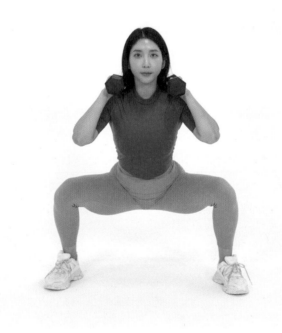

핏블리의 하체운동 전략집

운동 설명

- 덤벨 와이드 스쿼트와 스쿼트를 묶어서 합니다.
- 등을 비롯한 상체 전반에 힘을 유지한 상태에서 무릎을 바깥으로 벌리며 내려갑니다.
- 덤벨 와이드 스쿼트 이후에 바로 이어서 맨몸 스쿼트를 진행해 줍니다.

주의사항

- 와이드 스쿼트를 할 때 가장 많이 하는 실수는 내려가는 동작에서 무릎이 안쪽으로 모이는 겁니다. 스쿼트를 할 때는 무릎을 의도적으로 바깥으로 벌리면서 앉아주세요.

꿀TIP 및 장점

- 앉을 때는 무게를 느끼며 천천히 앉아주시고, 일어날 때는 발로 바닥을 세게 밀어 엉덩관절을 펴주시면 엉덩이에 더 자극을 줄 수 있습니다.

운동 ② : 원레그 데드리프트 + 힙 익스텐션

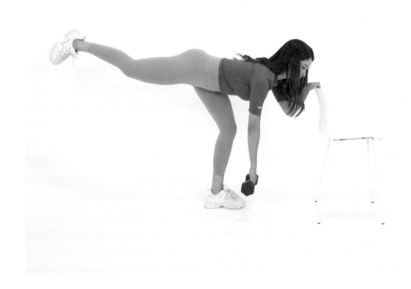

운동 설명

- 무릎을 살짝 구부린 상태에서 엉덩이를 뒤로 밀면서 덤벨을 아래로
  내려줍니다.
- 덤벨이 아래로 내려가면서 늘어나는 햄스트링과 엉덩이를 느껴보세요.
- 원레그 데드리프트를 30초간 진행한 후에는 바로 덤벨을 내리고 한발을
  들어 뒤로 차주세요.

주의사항

- 골반 좌우 대칭을 맞춰주세요.
- 허리가 지나치게 아래로 쳐지지 않도록 복부에 힘을 줘서 내려가주세요.

꿀TIP 및 장점

- 허리를 꺾으면서 다리를 올리지 않도록 다리를 올리는 각도는 20도 정도로
  제한해 주시는 것이 좋습니다.

운동 ③ : 슬로우 버피

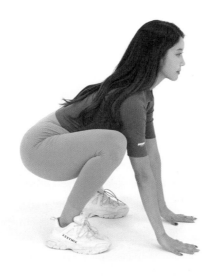

핏블리의 하체운동 전략집

운동 설명

- 스쿼트 자세에서 두 손을 앞으로 짚고 플랭크 자세로 변경해줍니다.
- 무게중심을 상 하체에 골고루 분산시켜주세요.
- 다시 천천히 스쿼트 자세로 변경한 후 일어나 줍니다.

주의사항

- 플랭크 자세에서는 잠시 멈춰, 동작을 유지해 줍니다.
- 엉덩이가 지나치게 위로 솟아있지 않도록 항상 아랫배와 코어에 힘을 주세요.
- 지나치게 속도를 내면 손목과 같은 관절에 무리가 갈 수 있으니 천천히 동작을 수행해 주세요.

꿀TIP 및 장점

- 슬로우 버피는 층간 소음 걱정 없이 상하체를 골고루 쓸 수 있는 좋은 운동입니다.

운동 ④ : 덤벨 숄더프레스 + 사이드 레터럴 레이즈

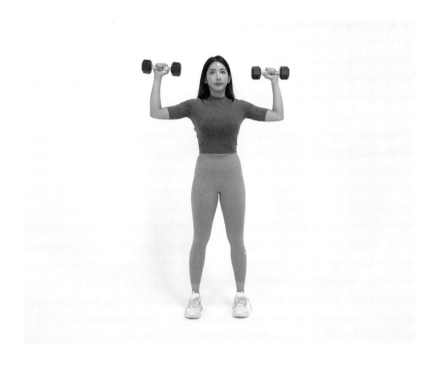

핏블리의 하체운동 전략집

운동 설명

- 30초 동안은 덤벨 숄더 프레스를 30초 동안은 사이드 레터럴 레이즈를 이어서 진행합니다.
- 덤벨 숄더프레스는 덤벨을 든 팔이 90도 정도 이룬다고 생각하며 위로 밀어 주세요.
- 바로 뒤이어 사이드 레터럴레이즈를 진행합니다.

주의사항

- 어깨 팔꿈치 손등 순으로 들어올릴 수 있도록 합니다.
- 지나치게 반동을 쓰며 무게를 들어올리지 말고 낮은 무게라도 바른 자세로 수행할 수 있도록 합니다.

꿀TIP 및 장점

- 어깨 운동을 할 때 어깨 앞쪽에서 소리가 난다면 회전근개 강화운동, 하부승모근 운동을 병행해주시는 것을 추천드립니다.

7. 홈트 하체루틴 3

힙을 키우고 싶은 분들을 위한 고강도 힙운동을 준비했습니다. 원레그 데드리프트, 와이드 스쿼트, 스플릿 스쿼트, 스모데드리프트 총 4가지 동작으로 구성되어 있습니다.

<u>운동 ① : 원레그 데드리프트</u>

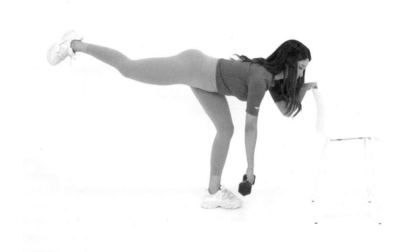

핏블리의 하체운동 전략집

운동 설명

- 한다리로 중심을 잡는 과정에서 중둔근과 요방형근을 발달시킵니다.
- 마치 인사를 한다고 생각하면서 상체를 숙여줍니다.
- 들어올린 다리는 상체를 숙이면서 자연스럽게 뒤로 뻗어줍니다.

주의사항

- 원레그 데드리프트를 할 때 주의할 점은 골반이 기울어지지 않아야 한다는 겁니다. 수평을 유지해주는 것이 정말 중요합니다.
- 엉덩관절을 접어 아래로 내려갈 때 지지하는 무릎을 살짝 접어줍니다.

꿀TIP 및 장점

- 원래 자세로 돌아올 때도 무릎의 힘이 아니라 엉덩이의 힘으로 돌아올 수 있도록 해 주세요.

운동 ② : 와이드 스쿼트

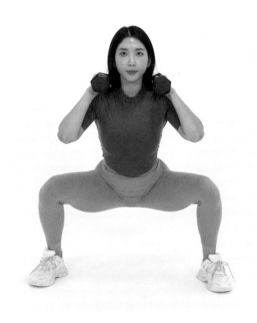

운동 설명

- 대퇴사두근 그 중에서도 내측광근, 내전근을 자극할 수 있는 좋은
  운동입니다.
- 발은 어깨너비의 1.5배 정도로 벌려주세요. 무릎은 발끝 방향과 맞춰주시고
  복부의 힘을 유지한 상태로 앉았다가 일어납니다.

주의사항

- 와이드 스쿼트를 할 때는 무릎 방향을 항상 신경써야 합니다. 우리 몸의
  무릎관절은 굽히는 것과 펴는 것 밖에 할 수 없는데 그 운동범위를 넘어가면
  부상의 위험이 오게 됩니다.
- 허리의 중립자세를 지속적으로 신경써 주세요.

꿀TIP 및 장점

- 와이드 스쿼트는 일반적인 보폭의 스쿼트보다 엉덩이를 자극할 수 있는 더
  좋은 운동입니다.
- 상체는 항상 수직에 가깝게 세워서 무게가 앞으로 쏠리지 않도록
  주의해주세요.

운동 ③ : 스플릿 스쿼트

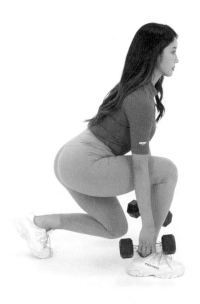

운동 설명

- 스플릿 스쿼트는 둔근과 내전근, 대퇴사두근을 강화할 수 있는 운동입니다.
- 상체는 앞쪽으로 살짝 기울어지되, 등이 말리지 않도록 가슴을 펴 주세요.

주의사항

- 스쿼트와 달리 무릎관절에 걸리는 부하가 큰 운동입니다.
- 무릎은 앞이나 뒤로 왔다갔다 하지 않도록 고정한 상태에서 동작을
  진행해야 무릎 부담없이 동작을 하실 수 있습니다.

꿀TIP 및 장점

- 무게 중심이 발 가운데에 실릴 수 있도록 항상 신경써 주세요.
- 상체각도를 90°보다 숙여주어야 엉덩이를 더 잘 늘릴 수 있습니다.
- 스플릿스쿼트는 런지와는 다르게 무게 중심의 이동이 없습니다.

운동 ④ : 스모데드리프트

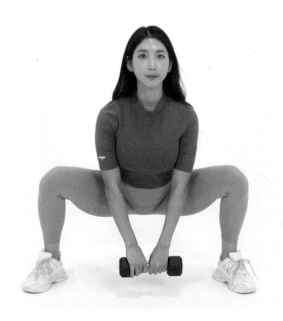

운동 설명

- 대둔근, 내전근, 대퇴사두근이 주로 사용되는 힙운동입니다.
- 무게를 들어올리는 구간도 짧아지고, 무게와 몸의 거리가 짧아져 허리 부담도 줄어듭니다.
- 발의 보폭을 넓게 잡아주고 발끝을 바깥으로 열어줍니다.
- 복부와 코어 대둔근에 힘을 준 상태에서 일어나는 것이 중요합니다.

주의사항

- 스모데드리프트를 하다가 가장 많이 부상을 당하는 경우는 허리 말림이 발생하는 경우입니다.
- 힙힌지가 익숙하지 않거나, 허벅지 뒷근육이 뻣뻣하면 허리가 말릴 수 있습니다. 충분히 웜업을 해 주세요.

꿀TIP 및 장점

- 틈틈이 햄스트링 스트레칭, 내전근 스트레칭을 하고 운동을 해 주시면 좋습니다.

8. 홈트 하체루틴 4

앞벅지 자극을 줄이면서 할 수 있는 홈트 힙운동 루틴입니다. 장요근 스트레칭, 리버스 하이퍼, 원레그 데드리프트, 힙브릿지 까지 앞벅지 자극없는 힙운동을 집에서도 진행해 보세요.

<u>웜업 : 장요근 스트레칭</u>

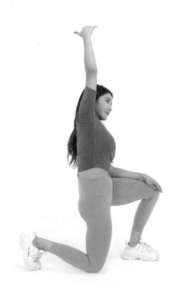

운동 설명

- 오래 앉아있는 분들이 짧아져 있는 근육인 장요근을 스트레칭 해 주는
  방법입니다.
- 먼저 한쪽 무릎을 세우고 반대쪽 무릎을 굽혀 앉아 주세요. 배에 힘을
  유지한 채 천천히 상체를 세워 바로 섭니다.
- 몸과 골반 전체가 앞으로 이동한다는 느낌으로 장요근을 늘려주세요.
- 한쪽당 30초씩 3회 이상 늘려주세요.

주의사항

- 장요근 스트레칭 할 때 주의할점은 골반이 기울어지지 않아야 한다는
  것입니다.
- 장요근 스트레칭 내내 골반이 틀어지지 않게 수평을 유지해주는 것이 정말
  중요합니다.

꿀TIP 및 장점

- 조금 더 늘리고 싶다면 늘리는 쪽 팔을 만세해 주시면 됩니다.

운동 ① : 리버스 하이퍼

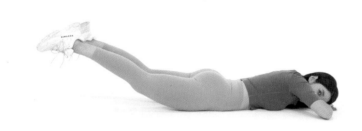

핏블리의 하체운동 전략집

운동 설명

- 리버스 하이퍼는 넙다리두갈래근, 반막모양근, 반힘줄모양근, 중간
  볼기근을 자극할 수 있는 좋은 운동입니다. 엉덩관절을 펴주는 동작이 주가
  됩니다.
- 엉덩이 힘으로 다리를 위로 들어올리면서 근육들이 제대로 수축되는지
  느껴보세요.

주의사항

- 다리를 들어올리는 각도를 신경써 주세요.
- 해부학적으로 엉덩관절이 펴지는 각도는 20도이므로 지나치게 많이
  펴내려고 할 경우 허리를 쓸수 있습니다.

꿀TIP 및 장점

- 후면 근육의 수축에 조금 더 집중해서 다리를 20도 정도 들어올려주세요.

운동 ② : 원레그 데드리프트

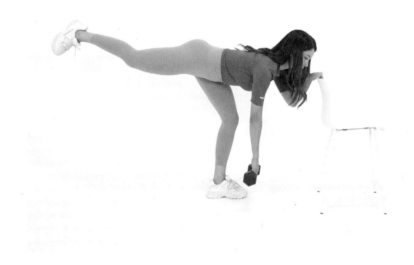

운동 설명

- 다리를 살짝 구부리고 한쪽 발로 중심을 옮겨주세요.
- 한쪽 다리로 중심을 잡으면서 반대 다리를 뒤로 뻗으며 상체 중심을 잡아주세요.
- 최대한 상체와 움직이는 다리가 일자를 이룰 수 있도록 해 주세요.

주의사항

- 복근의 힘을 유지해 주면서 동작을 수행해줍니다.
- 골반이 앞으로 지나치게 기울어지지 않도록 신경쓰며 동작을 수행해줍니다.

꿀TIP 및 장점

- 엉덩관절을 구부려 내려갈 때 호흡을 살짝 참고 복부의 압력을 유지해 주세요.

운동 ③ : 힙브릿지

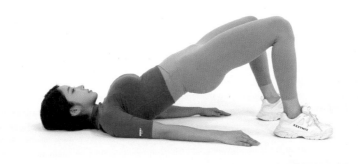

운동 설명

- 힙브릿지는 엉덩이를 바닥에서 들어올리는 동작으로 요추와 골반부위 안정성을 높여주고 엉덩이 근육과 엉덩관절을 사용하는데 효과적인 동작입니다.

주의사항

- 브릿지를 할 때는 무게가 실리는 위치가 정말 중요합니다.
- 엉덩이를 들어올릴 때 신체 체중이 목 부위에 오게 되면 부담이 될 수 있으므로 날개뼈 있는 쪽에 체중이 실릴 수 있도록 해 주세요.

꿀TIP 및 장점

- 브릿지를 할 때는 앞쪽 엉덩관절이 끝까지 펴질 수 있도록 가동범위에 신경써 주세요.
- 전방경사가 있는 경우 엉덩관절을 끝까지 못펴는 경우가 많이 있으니 꼭 체크해보세요.

9. 홈트 하체루틴 5

초보자도 쉽게 따라할 수 있는 의자를 활용한 전신 루틴입니다. 하체와 유산소가 함께 들어가 있으니 조금 더 강한 강도의 운동을 원한다면 이 운동 루틴을 따라해보세요.

운동 ① : 벤치 스쿼트

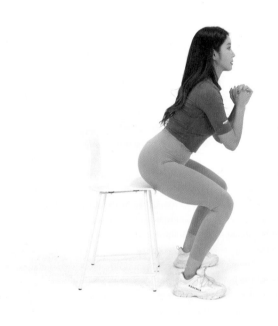

핏블리의 하체운동 전략집

운동 설명

- 의자는 앉았을 때 무릎이 90도 정도 구부러지는 높이로 설정해주세요.
- 내려갈 때는 천천히 앉아주시고 올라올 때는 빠르게 올라와 주세요.

주의사항

- 내려갈 때 털썩 앉지 않도록 주의해주세요.
- 의자와 신체 간격이 너무 가까우면 충분히 내려갈 수 없기 때문에
  주의해주세요.
- 일어날 때 무릎이 순간적으로 꺾이지 않게 주의해주세요.

꿀TIP 및 장점

- 의자의 높이를 높은 것에서 낮은 것으로 바꿔보시면 난이도를 섬세하게
  조절하실 수 있습니다.

운동 ② : 불가리안 스플릿 스쿼트

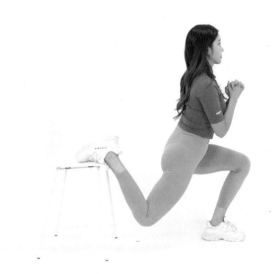

핏블리의 하체운동 전략집

운동 설명

- 스플릿 스쿼트 형태에서 뒤쪽 다리를 위로 올려준 형태의 동작입니다.
- 메인이 되는 다리는 앞쪽으로 뻗어 지지해줍니다.
- 지지하는 다리에 최대한 힘을 실어준 상태에서 무릎을 구부려 앉았다가
  일어나줍니다.

주의사항

- 무릎과 발끝의 방향이 무너지지 않도록 맞춰주시고 가슴이 너무 숙여지지
  않도록 해 주세요.
- 너무 빠르게 숙이게 되면 자세가 무너져서 무릎 부상이 있을 수 있기 때문에
  주의해주세요.

꿀TIP 및 장점

- 무릎이 안쪽으로 모이지 않도록 발끝 방향에 맞추어서 진행해 줍니다.
- 의자와 몸 사이의 간격이 가까우면 무릎이 앞으로 밀릴 수 있으니
  주의해주세요.

운동 ③ : 숄더탭 백킥

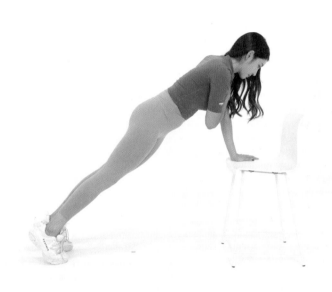

운동 설명

- 의자에 손을 뻗어서 몸을 숙여 준비해줍니다.
- 플랭크 자세에 가깝게 첫 자세를 잡아줍니다.
- 어깨와 가슴이 굽지 않도록 상체를 바르게 펴 줍니다. 천천히 한쪽 손을 떼서 반대쪽 어깨를 터치해줍니다.

주의사항

- 힘이 들면 점차 고개가 숙여질 수 있는데 되도록 고개가 숙여지지 않도록 자연스러운 사선 각도를 유지해줍니다.
- 호흡은 연결동작이 긴만큼 자연스럽게 수행해 주세요.

꿀TIP 및 장점

- 다리를 뒤로 차낼 때는 골반을 고정해주고 20도 이상 들어올리지 않도록 해 주세요.
- 다리를 들어올릴 때는 복부에 힘을 주어 허리가 지나치게 꺾이지 않게 해주세요.

운동 ④ : 마운틴 클라이밍 점핑잭

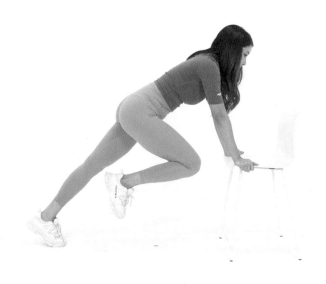

핏블리의 하체운동 전략집

운동 설명

- 플랭크 자세로 몸을 숙여 의자를 잡아 줍니다.
- 날개뼈를 밀어내며 힘을 넣어 주시고 어깨와 귀는 멀게 유지해주세요.
- 마운틴 클라이밍을 진행한 후 점핑잭으로 두번의 점프를 추가해줍니다.

주의사항

- 손목이 많이 흔들릴 경우 손목에 무리가 갈 수 있기 때문에 손목에 힘을 주어 단단히 고정합니다.
- 매트에서 하는 것보다 상체 각도를 올렸을 때 손목에 부담이 덜 가기 때문에, 평상시에 손목 부담이 많이 느껴졌던 분들은 의자를 활용해 보세요.

꿀TIP 및 장점

- 점핑잭을 할 때 엉덩이가 위로 올라가지 않도록 엉덩이 높이를 낮추어 힘을 준 상태에서 진행해 주세요.

10. 홈트 하체루틴 6

어깨와 하체를 결합하여 짧은 시간에 효율적으로 운동할 수 있는 루틴을 준비해 보았습니다.

운동 ① : 와이드 스쿼트 + 프론트 레이즈

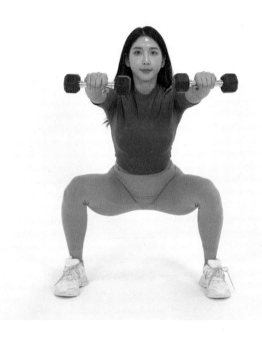

　　　　　　　　　　　　　　　　　핏블리의 하체운동 전략집

운동 설명

- 와이드 스쿼트는 내전근, 둔근까지 자극할 수 있는 좋은 운동입니다.
- 발끝을 바깥으로 열어주시고 엉덩관절은 살짝 바깥으로 열어내는 힘을 주세요.
- 보폭을 넓게 하면 엉덩이에 조금 더 자극을 줄 수 있습니다.
- 깊숙이 앉으면서 덤벨을 든 손을 위로 들어줍니다.
- 팔꿈치는 살짝 구부려 관절에 부담이 가지 않도록 해 주세요.

주의사항

- 상체가 지나치게 숙여지지 않도록 해 주세요.
- 엉덩관절 유연성이 적은 분들은 몸이 앞으로 숙여지면서 앉는 경우를 종종 볼 수 있습니다. 이런경우 앞쪽 허벅지만 아플 수 있기 때문에 엉덩관절을 열어 깊숙이 앉아주세요.

꿀TIP 및 장점

- 무릎이 안쪽으로 모이게 되면 무릎 안쪽에 과부하가 갈 수 있으므로 무릎을 발끝 방향과 맞추어 앉아주세요.

운동 ② : 덤벨 킥백 + 토텝

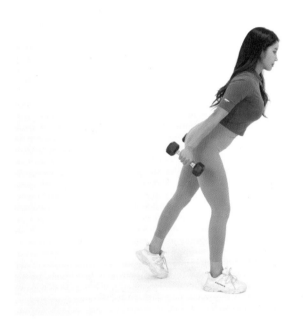

운동 설명

- 덤벨 킥백은 팔 뒤에 자극을 줄 수 있는 좋은 운동입니다.

- 덤벨 킥백과 토텝을 섞어서 엉덩이와 삼두에 자극을 주는 운동입니다.

- 버티는 다리가 흔들리지 않도록 고정해 둔 상태에서 반대다리를 뒤로 보내
  바닥을 찍어주세요.

- 무게중심은 최대한 버티는 다리에 실어주세요.

주의사항

- 토텝과 같이 한 다리로 무게를 지지한 상태에서 하는 운동은 중둔근에 큰
  자극을 줄 수 있습니다.

- 킥백을 할 때는 팔꿈치가 흔들리지 않도록 몸통 옆에 고정해 주세요.

- 팔꿈치의 위치를 고정한 상태에서 팔을 접었다 폈다 할 수 있도록 해
  주세요.

꿀TIP 및 장점

- 토텝 상태에서, 지지하는 다리쪽으로 엉덩이가 빠지지 않도록 골반의
  수평을 잘 맞춰주세요.

운동 ③ : 스플릿 스쿼트 + 사이드 레터럴 레이즈

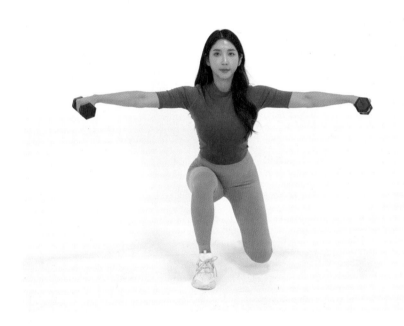

운동 설명

- 스플릿 스쿼트는 런지와 다르게 발을 고정한 상태에서 위아래로 엉덩이를 움직여주는 운동입니다.
- 앞발을 고정한 상태에서 무게중심을 앞쪽으로 줍니다.
- 엉덩관절을 접으면서 아래로 내려가며 엉덩이를 늘려주세요.
- 아래로 내려가며 팔을 들어 사이드 레터럴레이즈를 함께 수행해 줍니다.

주의사항

- 사이드 레터럴레이즈를 할 때는 덤벨을 든 팔의 팔꿈치를 살짝 접어주어 팔꿈치에 지나친 부하가 가지 않도록 합니다.
- 두가지 동작을 함께 하는게 어렵다면 스플릿 스쿼트부터 연습해주세요.

꿀TIP 및 장점

- 속도는 빠르지 않아도 좋으니 천천히 정확하게 동작을 수행해 주세요.

운동 ④ : 플랭크 잭

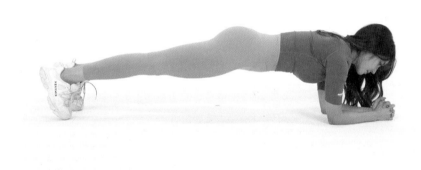

핏블리의 하체운동 전략집

운동 설명

- 코어를 활성화할 수 있는 동작으로 플랭크에 점프 동작을 추가하여 강도 높게 진행해 줍니다.
- 플랭크 자세를 취했을 때는 엉덩이가 지나치게 올라가지 않도록 힘을 주어 아래로 내려주세요.
- 복부에 힘을 주어 상체를 고정한 상태에서 발을 바깥으로 벌리며 점프해주세요
- 다시 발을 동시에 안으로 모아주세요.
- 상체부터 단단히 고정해주셔야 흔들림 없이 동작을 진행할 수 있습니다.

주의사항

- 플랭크 잭을 할 때 자꾸만 복부에 힘이 풀려 허리가 아픈 분들이 있다면 기본 플랭크만 진행해주셔도 충분합니다.
- 플랭크를 하더라도 엉덩이에 수축감을 느낄 수 있도록 해 주세요.

꿀TIP 및 장점

- 너무 빠르게 하기 보다는 처음부터 끝까지 복부에 힘이 풀리지 않도록 신경써서 진행해 주세요.

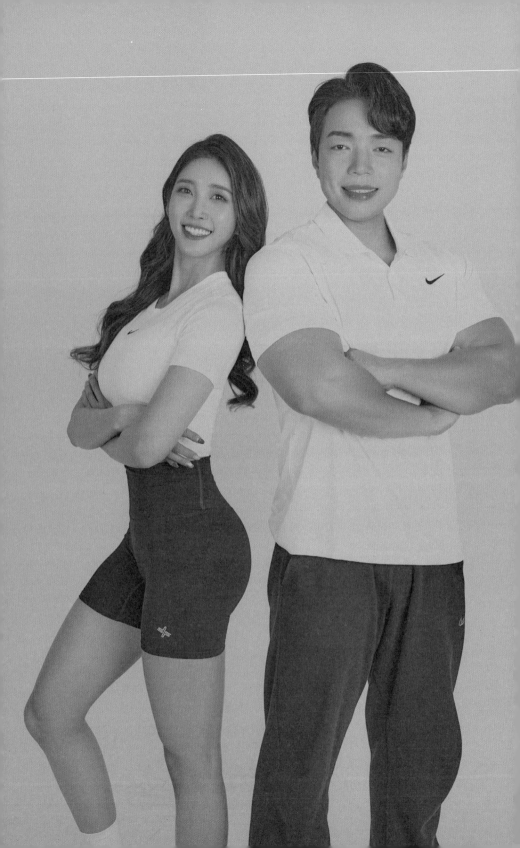

4강
Q&A
많이 물어보는 질문과 답변

Q1. 아무리 운동해도 엉덩이에 자극이 안와요! 당신이 엉덩이 자극을 못느끼는 진짜 이유

아무리 운동을 해도 도대체 엉덩이 자극이 뭔지 모르겠는 분들이 많을 거예요. 엉덩이는 느낌이 오지 않고 앞쪽 허벅지만 잔뜩 아프고 심지어는 엉덩관절 앞쪽 뻐근함이나 불편함까지 나타나는 분들도 많이 있어요. 사실 이 문제는 무조건 하체 운동을 연습한다고 해서 해결되는 문제가 아닙니다. 오히려 운동을 하면 할수록 악화가 될 수도 있어요. 실제로 회원분들 중에서도 혼자 연습하며 맨몸스쿼트, 덤벨와이드 스쿼트 등 다양한 운동을 할 때 엉덩이 자극을 제대로 느끼지 못했었지만 개선된 분들이 많이 있어요.

결론부터 말하자면 이런 분들은 엉덩관절의 관절 중심화가 깨져 있을 가능성이 높습니다. 관절이 제대로 움직이지 못해서, 근육의 자극을 제대로 느끼지 못할 수 있거든요. 관절 중심화에 대해서 처음 들어 보셨을 수 있지만, 관절 중심화는 정말 중요해요. 관절 중심화(joint centration)란 관절이 제자리에서 안전하게 움직일 수 있는 능력이에요. 즉, 오목하게 파여 있는 관절면에서 뼈가 제대로 구르는 것을 말해요.

엉덩이운동을 예로 들어볼게요. 우리가 엉덩이 운동을 할 때 우리는 엉덩관절이라는 관절을 써요. 스쿼트를 할때도, 런지를 할 때도, 덩키킥을 할 때도 우리는 엉덩관절을 씁니다. 엉덩관절을 잘 사용하기 위해서는 엉덩관절을 앞뒤로 잘 잡아줘야 하는데요. 이 때 관절을 안정화시키는 근육으로 장요근과 둔근이 있어요. 이 근육들은 엉덩관절에 가까이 붙어있기 때문에 엉덩관절을 안정화하는 데 중요한 위치를 가지고 있어요.

좀 더 자세히 설명드리자면 장요근은 수축을 할 때 넙다리뼈를 앞으로 이동시키려 하고 둔근은 넙다리뼈를 뒤로 당기려고 하기 때문에 관절이 앞뒤로 당겨져 제자리에서 안전하게 고정될 수 있는 거예요. **이 근육들의 균형이 깨지지 않아야 엉덩관절이 제자리에서 잘 구를 수 있는 거예요.** 만약 중심화가 깨진다면 엉덩관절의 움직임이 제대로 일어나지 못하고, 엉덩이 근육을 제대로 사용하지 못하게 되는 거예요. 또 뼈가 관절에서 이탈하기 때문에 주변 조직과 충돌이나 마찰이 발생하여 엉덩관절 찝힘 같은 다양한 통증이 발생할 수 있어요.

특히 오랜 좌식 생활 또는 잘못된 자세로 엉덩이 근육이 늘어나 약한 상태라면 이 균형은 깨지게 되는데요. 그래서 생각보다 많은 분들이 하체 운동을 할 때 엉덩이 근육을 제대로 사용하기 어려워 하고 있어요. 이 상태에서 아무리 하체 운동을 열심히 해 보아도, 엉덩이 근육의 자극을 찾아오긴 힘듭니다. 중심화가 깨진 상태이기 때문에 오히려 악화만 되는 거죠. 그래서 제대로 된 체크와 이에 맞는 운동이 필요합니다.

그럼 지금부터 이를 쉽게 해결할 수 있는 해결책을 알려드릴게요. **첫 번째는 넙다리뼈를 뒤로 미끄러지게 해줄 수 있는 스트레칭입니다.** 사실 넙다리뼈 머리가 장기간 전방으로 이동하게 되면 앞에 있는 관절 주머니는 늘어나는 반면 뒤쪽에 있는 관절 주머니는 짧아진 위치에서 굳어질 수 있어요. 따라서, 운동 전 먼저 풀어주는 것을 추천드려요.

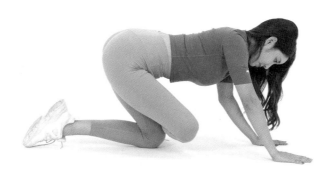

첫째, 네발 기기 자세를 취해줍니다.

둘째, 그리고 늘리고자 하는 엉덩관절의 무릎을 무게를 받는 축으로 이용하여
　　　반대쪽 다리를 교차하여 반대쪽으로 넘겨줍니다.
　　　이때 몸통이 구부려지거나 돌지 않도록 처음 정렬을 유지하세요.

셋째, 그 후 30초~1분 동안 심호흡하며 늘려줍니다.

넷째, 3~5세트 반복하세요.

만약 편해진다면 세라밴드를 다리 안쪽에 걸고 기둥에 묶어 진행해 주세요. 그럼 더욱더 효과적으로 늘려줄 수 있습니다. 이때 기둥에 묶는 위치는 골반보다 아래, 몸통보다 위쪽에 위치시키길 바랍니다. 충분히 엉덩이 뒤쪽을 늘려 주셨다면 운동으로 연계해 주세요. **클램쉘 운동입니다.**

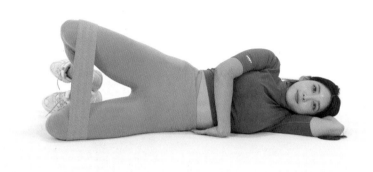

첫째, 옆으로 누어 몸통이 앞쪽이나 뒤로 기울지 않도록 누운 후
　　　무릎을 90도 굽힘 후 엉덩관절을 적절히 구부려 편한 위치로
　　　다리를 구부려줍니다.
둘째, 뒤꿈치를 운동 축으로 삼아 다리를 3초 동안 천천히
　　　가능한 높이까지 벌려줍니다.
셋째, 엉덩이 뒷부분에 힘을 느끼며 천천히 버티면서 돌아옵니다.
　　　만약 힘이 잘 들어오지 않는다면 엉덩관절 굽힘 각도를 조정해 보세요.
넷째, 20개를 목표로 실패 지점까지 반복하세요.

클램쉘 운동이 쉬워진다면 **스쿼트 밴드를 착용하고 맨몸 스쿼트로 연계해 보시기를 바랍니다.**

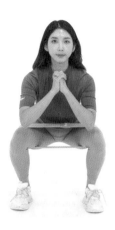

하지만 엉덩관절 앞쪽의 통증은 앞서 말한 문제 뿐만 아니라 뼈의 모양이나, 스쿼트를 할 때 발목 가동성 제한으로 엉덩관절이 과하게 움직여 발생할 수도 있으니 만약 알려드린 방식으로도 해결되지 않는다면 전문가에게 진단받아 보시기 바랍니다.

Q2. 스쿼트 할 때 조심해야 하는 자세는 어떤게 있나요?

생각보다 많은분들이 스쿼트를 쉬운 운동이라고 생각하는데 사실 그렇지 않습니다. 스쿼트를 제대로 하는 분은 거의 드물 정도에요. 스쿼트는 잘못하면 허리와 무릎에 큰 부담을 주는 운동으로 정확한 자세를 숙지한 상태에서 해야 하는 아주 어려운 운동입니다.

특히 다른 운동과 다르게 관절을 하나만 쓰는 것이 아니라 여러 관절을 사용하는 다중 관절 운동으로 높은 무게를 들 수 있는 장점이 있지만 그만큼 부상이 많은 운동이기도 합니다. 스쿼트 할 때 대표적으로 많이 잘못하는 자세들이 있는데, 그 자세들을 기준으로 자신의 자세를 점검해 보면 좋을 것 같습니다.

TOP 3 과도한 허리 숙임

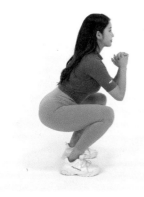 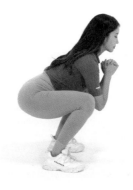

일반적인 자세 vs 과도하게 허리를 숙인 자세

핏블리의 하체운동 전략집

스쿼트를 하다 보면 허리를 과하게 숙이는 분들이 있어요. 물론 허벅지가 긴 사람들은 보통 사람들에 비해 자연스럽게 상체를 앞으로 많이 숙일 수밖에 없지만 지금 말씀드리는 숙임은 **바벨이 발바닥 중앙을 넘어 앞으로 이동할 만큼 과하게 숙여지는 상황**을 말씀드리는 것이에요. 무게중심이 앞으로 쏠리게 되면 스쿼트를 할 때 쓰여야 할 허벅지 앞 근육과 엉덩이 근육이 덜 쓰이고 허리 근육이 많이 쓰입니다.

이처럼 허리에 지나친 부하가 가게 되면 척추뼈끼리 서로 누르게 만드는 수직 압력을 만들 수도 있어요. 이로 인해 허리 근육통뿐만 아니라 허리의 수직 압력을 높이게 되고 퇴행성 척추 질환 또는 디스크 등 다양한 허리 질환을 유발할 수 있습니다. 허리가 과하게 숙여지는 **대표적인 원인으로는 "발목 가동성의 제한이 있습니다."** 쉽게 말해 발목이 뻣뻣한 거예요.

스쿼트를 할 때 움직임이 일어나는 관절은 엉덩관절, 무릎, 발목입니다. 이 세 개의 관절은 우리가 앉을 때 각자 일정한 각도를 부담하고 있는데요 만약 발목이 뻣뻣하다면 그만큼 다른 관절에서 더 많은 움직임이 일어나거나 다른 부위의 이동이 일어나야 합니다. 대표적인 보상작용이 몸통이 앞으로 기울어지는 거예요.

발목이 뻣뻣한 사람들은 상체가 앞으로 숙여지고 발바닥 중심에서 앞으로 바벨이 이동하게 됩니다. 이때 이동한 바벨을 버티기 위해 필요한 허리의 힘이 정상에 비해 엄청나게 증가됩니다. 만약 스쿼트를 할 때 허리가 앞으로 많이 숙여진다고 생각되면 발목의 가동성을 확인해 보세요. 해결책으로는 종아리 스트레칭을 추천합니다. 이 때, 종아리 스트레칭 시 무릎을 펴서 스트레칭 하는 것보다 무릎을 굽힌 상태에서 스트레칭 하시는 것을 추천드려요.

TOP 2 엉덩이 측면 비대칭

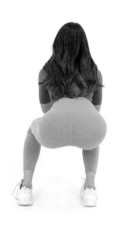

엉덩이 측면 비대칭

많은 분들이 스쿼트를 할 때 엉덩이에 비대칭이 일어나는데요. 사실 이부분은 본인이 느끼는 분들도 있지만, 느끼지 못하는데 영상을 촬영해 보면 엉덩이가 비대칭인 경우가 생각보다 많이 있으니 꼭 촬영해보시고 체크해보세요. 특히 이런 분들은 스쿼트를 할 때 뒤에서 바라보면 엉덩이가 한쪽으로 빠지는 모습을 보일 가능성이 높아요.

만약 이런 상태에서 스쿼트를 하면 분명히 무게를 더 많이 받는 다리가 발생합니다. 특히 스쿼트는 고중량을 다루는 운동이기 때문에 생각보다 훨씬 많은 부하가 가해지는데 이때 반복적으로 스쿼트를 한다면 무게가 쏠린 한쪽 무릎 또는 엉덩관절에 많은 스트레스를 줄 것이고 반복되면 회복하기 힘든 퇴행성 질환을 촉진할 수 있어요.

이런 비대칭을 유발하는 대표적인 원인으로는 모음근 길이의 불균형과 엉덩관절 폄근(대둔근, 중둔근 후방 섬유) 근력 불균형이 있습니다. 예를 들어 만약 한쪽 모음근이 짧아서 다리 벌림에 제한이 있다면 같은 쪽 다리 방향의 엉덩이 측면 근육은 늘어나 약해지게 돼요(그림3).

그렇게 되면 스쿼트를 할 때 모음근이 제한된 쪽으로 엉덩이가 빠지기 쉬워집니다. 또한 모음근이 제한된 쪽 무릎에 체중이 많이 실리기 때문에 운동을 반복할수록 부상 위험이 높아집니다. 만약 스쿼트를 할 때 양쪽 다리에 차이가 있다면 먼저 자세를 수정한 뒤 지속해 주세요.

TOP 1 허리 과신전

허리 과신전은 남녀 가릴 필요 없이 스쿼트를 하다 보면 가장 많이 보이는 자세 중 하나입니다

허리 과신전이란 말 그대로 스쿼트를 할 때 허리를 과하게 펴내는 것을 말해요. 이런 분들은 스쿼트를 할 때 무릎을 먼저 편 후 **허리를 꺾어 웨이브를 타듯 바벨을 들어 올리는 모습**을 자주 관찰할 수 있어요.

좀 더 자세히 말씀드리자면 스쿼트는 앞 허벅지 근육과 엉덩이 근육을 균형 있게 써서 바벨을 들어 올리게 돼요. 만약 골반 전방 경사 자세로 인해 엉덩이 근육이 늘어나 약해졌다면 엉덩이보다 허벅지 앞 근육이 우세하게 쓰이기 때문에 일어나는 동작에서 무릎이 먼저 펴지게 됩니다. 그 후 엉덩이가 아닌 허리 근육이 우세하게 쓰여 허리가 웨이브를 타듯 과하게 꺾이는 동작이 나타납니다.

쉽게 말해 약해진 엉덩이 근육 대신 보상적으로 허리 근육이 과하게 쓰인다고 생각하시면 돼요. 결국 운동이 반복될수록 허리가 과하게 쓰이기 때문에 허리 통증이 발생할 가능성 높아집니다. 특히 과신전 자세에서는 4번 5번 허리뼈와 엉치뼈 사이 후관절에 많은 스트레스가 가해지기 때문에 디스

크뿐만 아니라 척추 전방 전위증과 같은 회복되기 힘든 매우 심각한 부상을 입을 수 있으니 조심하셔야 해요

스쿼트를 할 때 발생할 수 있는 문제점은 말씀드린 것 외에도 발목의 안정성, 엉덩관절을 둘러싼 관절낭, 심부기립근의 약화, 복압, 흉추 가동성 등 다양한 문제가 있습니다. 만약 운동할 때 자기 자세가 많이 불편하고 수정하기 어렵다면 가까운 재활 병원에서 상담을 받아 보시거나 물리치료사에게 상담받아 보시는 것을 추천드릴게요.

Q3. 논문으로 입증된 최고의 힙운동은?

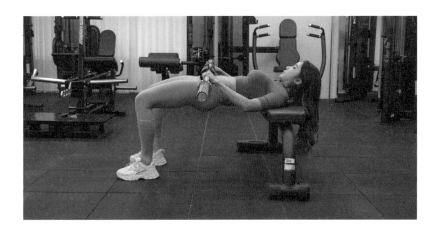

물론 모든 하체운동, 힙운동을 열심히 하면 근육의 성장에 도움이 되겠지만 많은 분들이 가장 효과적인 힙운동에 대해서 궁금해 합니다. 최근 논문에서는 **가장 효과적인 힙운동으로 '바벨 힙쓰러스트'**를 꼽고 있습니다.

논문 1

Activation of the Gluteus Maximus During Performance of the Back Squat, Split Squat, and Barbell Hip Thrust and the Relationship With Maximal Sprinting

Michael J Williams 1 2, Neil V Gibson 2, Graeme G Sorbie 1 3, Ukadike C Ugbolue 1 4, James Brouner 5, Chris Easton 1

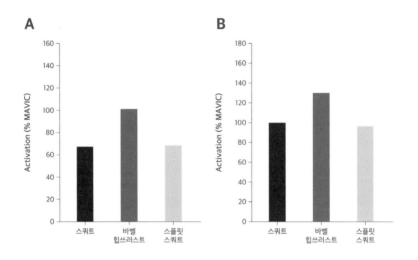

백스쿼트, 스플릿스쿼트, 바벨 힙쓰러스트를 할 때 대둔근의 활성화를 보면 힙쓰러스트가 스플릿스쿼트나 백스쿼트보다 효과적으로 대둔근을 활성화시켜주는 것으로 나타났어요. 또 다른 논문에서도 루마니안 데드리프트, 바벨 힙쓰러스트, 백스쿼트를 비교했는데요. 대둔근을 활성화하는데 가장 도움이 되었던 것은 바벨 힙쓰러스트였어요.

논문 2

Comparison Between Back Squat, Romanian Deadlift, and Barbell Hip Thrust for Leg and Hip Muscle Activities During Hip Extension

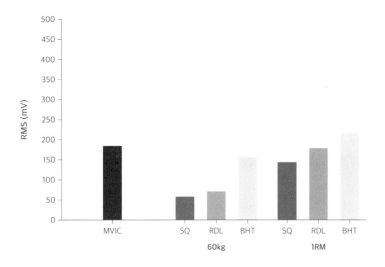

따라서 **힙에 효과적인 자극을 주고 싶다면 운동 루틴에 힙쓰러스트를 꼭 포함시켜 보세요.**

Q4. 유산소 vs 무산소

헬린이 분들이라면 한번쯤 이런 생각 해보셨을 거예요. 유산소 운동과 무산소운동 둘 중에 어떤 것이 더 효과적일까? 하는 생각 말이에요. 다이어트 하려면 체지방을 태워야 하니까 유산소 운동을 많이 해야 할 것 같은데, 유산소만 하다보면 마르기만 하고 예쁘지 않은 몸이 될 것 같은거죠…

또, 근육량을 늘리려면 무산소 운동을 많이 해야할 것 같은데, 근력운동만 하다보면 살이 안빠지는 것 아닌가 근육 돼지가 되는것이 아닌가..하는 딜레마인거죠. 지금부터 유산소 운동과 무산소 운동의 효과 그리고 두가지 운동 중 다이어트 효과가 더 좋은 운동을 과학적으로 알려드리도록 할게요.

유산소 운동에 대한 이해

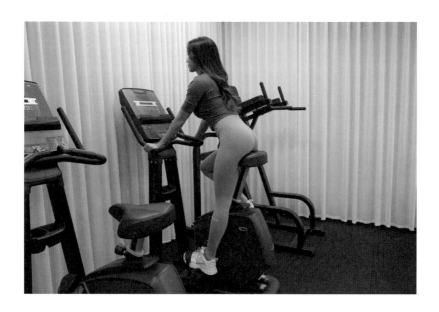

먼저, 유산소 운동과 무산소 운동에 대해서 이야기 하기 전에 알아두어야 하는 것은 **완전한 유산소 운동도 완전한 무산소 운동도 없다는 거예요.** 그래서 유산소적 지구력트레이닝과 무산소적 저항성 트레이닝으로 나눠서 이야기 한다고 이해해주시면 좋을 것 같습니다.

유산소 운동이라고 하면 여러분들은 어떤 운동들을 떠올리시나요? 사이클, 러닝머신, 천국의 계단, 조깅, 스텝퍼 이런 운동들을 대부분 떠올리실 거예요. 이런 유산소 운동의 장점은 한줄로 요약할 수 있습니다.

'지방이 잘 타는 몸이 된다.' 듣기만 해도 귀가 쫑긋해지는 소리죠. 유산소 운동을 하게 되면 **첫째, 최대산소 섭취량이 높아져 체내 지방분해율이 올라갑니다.** 지방은 분해될 때 산소가 더 많이 필요한데요. 우리가 유산소 운동을 지속적으로 수행하면 최대유산소성능력인 최대산소섭취량이 증가하게 돼요. 따라서, 유산소 운동을 통해 최대산소섭취량이 증가하면 체내 지방분해율이 높아지게 됩니다.

둘째, 모세혈관 밀도가 증가해서 지방을 더 잘 전달하게 됩니다. 우리가 유산소 운동을 하게 되면 모세혈관의 밀도가 증가하게 되는데요. 혈관의 밀도가 증가하게 되면 혈액이 촘촘하게 모세혈관을 통과하기 때문에 혈액 속에 있는 유리지방산이 세포로 흡수되는 시간을 증가시키게 됩니다.

무산소 운동에 대한 이해

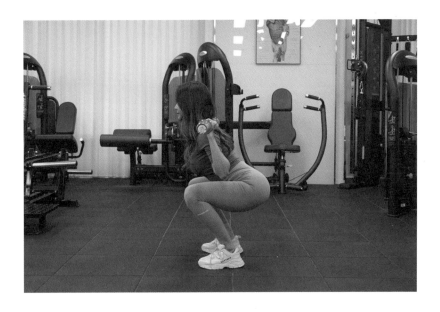

무산소 운동이라고 하면 스쿼트, 데드리프트, 레그프레스, 레그익스텐션 등 중량을 활용한 저항운동들을 떠올리실 거예요. **무산소 운동의 장점을 한줄로 요약해본다면, 근력 즉 '근육이 최대로 내는 힘'이 증가합니다.**

유산소성 운동과 다르게 우리가 저항성운동을 하게 되면 화학신호가 우리가 운동한 부위의 근섬유를 자극해 단백질 합성을 증가시켜요. 근섬유의 크기가 증가하는 근비대가 일어나게 되고, 근육량이 증가하게 되는 거예요. 그럼 둘 중에 다이어트에 더 효과적인 운동은 어떤 것일까요? 실제로 유산소 운동, 무산소운동의 효과를 비교한 연구 결과를 들어 설명해드릴게요.

유산소 운동과 무산소 운동의 결합
(combination of aerobic and resistance exercise)

유산소 운동만 한 그룹, 무산소 운동만 한 그룹, 유산소+무산소운동을 결합하여 8주동안 운동 프로그램을 수행하게 하고 BMI, 체중, 허리 둘레, 제지방 체중, 체지방, 체지방률을 측정한 연구 결과를 살펴볼게요.

Characteristics	Aerobic	Resistance	Combination	Control
Body Composition				
BMI, kg/m²	-0.3(-0.7, 0.0)ᵉ	-0.1(-0.5, 0.2)	0.2(-0.1, 0.6)	0.0(-0.3, 0.4)
Weight, kg	-1.0(-1.9, -0.1)ᵉ	-0.2(-1.1, 0.7)	**0.9(0.0, 1.8)**	0.1(-0.8, 1.0)
Waist Circumference, cm	0.4(-1.2, 2.0)	-1.7(-3.3, -0.1)ᶜᵉ	0.9(-0.7, 2.5)	0.5(-1.2, 2.1)
Lean Body Mass, kg	-0.3(-1.0, 0.5)	-0.1(-0.6, 0.9)	**0.8(0.1, 1.5)ᵇᶜ**	-0.2(-0.9, 0.6)
Fat Mass, kg	-0.9(-1.5, -0.2)ᵇ	-0.3(-1.0, 0.3)	-0.1(-0.7, 0.5)	0.2(-0.5, 0.8)
Body Fat, %	-0.5(-1.1, 0.0)	-0.2(-0.8, 0.4)	-0.5(-1.0, 0.1)ᵇ	0.2(-0.4, 0.8)
Cardiorespiratory Fitness and Muscular Strength				
VO₂max, ml/kg/min	7.7(3.9, 11.5)ᵇᶜ	1.5(-2.4, 5.4)	**4.9(1.1, 8.7)**	1.9(-1.8, 5.8)
Lower Body 1 RM, kg	-1(-10, 8)	13(4, 23)ᶜ	11(2, 20)ᶜ	2(-7, 12)
Upper Body 1 RM, kg	4(2, 6)	**4(2, 6)**	4(3, 6)	2(0, 4)
Blood Glucose and Lipids				
Glucose, mg/dL	0(3, 3)	-1(-4, 2)	-2(-4, 1)	2(-1, 5)
Triglycerides, mg/dL	-11(-32, 10)	**-26(-47, -5)**	3(-17, 24)	-22(-43, -1)
HDL Cholesterol, mg/dL	0(-2, 2)	0(-2, 3)	-2(-4, 0)	-2(-4, 1)
LDL Cholesterol, mg/dL	-1(-9, 6)	-1(-9, 7)	2(-6, 9)	3(-4, 11)
Total Cholesterol, mg/dL	-4(-12, 5)	-6(-15, 2)	-3(-11, 5)	-3(-11, 6)

첫째, 유산소 운동만 한 그룹은 체중과, 체지방량이 가장 많이 줄어들었어요. 앞서 이야기했듯이 유산소운동을 하게 되면 최대산소섭취량의 증가되어 체내지방분해율이 올라가기 때문이에요. 실제로 유산소 운동만 한 그룹에서 최대산소섭취량이 눈에 띄게 증가한 것을 확인할 수 있어요. 하지만 단점도 있었습니다. 유산소 운동만 한 그룹은 하체 1RM은 -1kg 감소했고,

제지방체중(근육량)도 -0.3kg 가량 감소한 것을 확인할 수 있어요. 만약 우리가 체지방, 제지방, 체중 모두 다 감소시키고 싶다면 유산소 운동 위주로 운동을 구성하는 것이 적합할 거예요.

둘째, 저항성 트레이닝을 한 그룹은 허리둘레가 눈에 띄게 줄어들었어요. 전체적인 체지방량의 감소는 유산소 운동만 한 그룹에 비해서 적었지만 고강도로 무산소운동을 하게 될 경우 복부 둘레를 감소시키는데 효과적이라는 거예요. 또 1RM 에 해당하는 무게가 하체 13kg, 상체는 4kg 가량 증가했습니다. 앞에서 살펴보았듯이 근신경계의 발달, 근육의 성장으로 근력이 증가한 것을 확인할 수 있어요. 하지만 체지방률의 변화는 세 그룹 중에 가장 적게 나타났어요.

흥미로운 것은 유산소 운동과 무산소 운동을 결합하여 운동한 그룹은 근육량이 눈에 띄게 증가했다는 거예요. 그 결과 체지방량은 유산소 운동 그룹에서 더 많이 줄어들었지만, 체지방률은 유산소 운동 그룹과, 유무산소 운동 그룹이 똑같이 -0.5% 낮아진 것을 확인할 수 있을 거예요. 이 그룹에서는 두 가지 운동의 장점이 함께 나타났는데요. 최대산소섭취량의 경우 저항성운동만 한 그룹보다 높게 나타났고, 근력의 증가는 유산소 운동만 한 그룹보다 높게 나타났어요. 이는, 유사한 다른 연구에서도 비슷하게 결과가 나타났어요. 그래프를 보면 최대산소섭취량은 유산소 운동의 효과와 유사하게, 근력에서의 효과는 무산소 운동과 유사하게 나타나는 것을 확인할 수 있습니다.

유무산소 복합운동 추천

연구결과를 참고했을 때 근력운동과 유산소 운동은 각기 다른 장점을 가지고 있는 것을 확인할 수 있어요. 따라서, **되도록이면 유산소운동과 무산소운동을 결합하여 운동하시는 것을 추천드리고 싶어요.** 실제로 힙서울 온라인PT 에서도 한시간의 운동 동안 회원분들이 유산소+무산소성 운동을 결합하여 운동을 진행하고 있는데요. 꼭 사이클, 자전거 타기가 아니더라도 점핑잭, 버피, 마운틴클라이머 같은 유산소성 운동과 덤벨와이드 스쿼트, 덤벨데드리프트 같은 무산소성 운동을 결합하여 유무산소운동의 효과를 모두 가져가도록 루틴을 구성하여 진행하고 있어요. 그만큼 함께 묶어 구성하는 것이 운동의 효과가 크기 때문에 꼭 두 가지 모두 해주시는 것을 추천합니다.

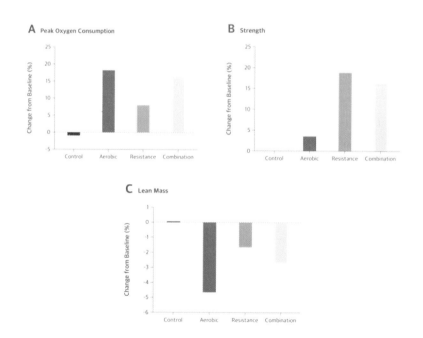

Q5. 뱃살을 빨리 빼려면 어떻게 해야 하나요?

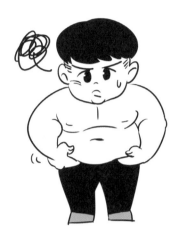

보기 싫은 뱃살, 아무리 운동하고 식단을 해도 왜 이렇게 빠지는 속도가 더디고 느린지 빠지고 있는 건 맞는지 정말 난감하실 거예요. 실제로 회원분들에게 여쭤보면 가장 빼고 싶은 부위 부동의 1위입니다. 그렇다면 어떻게 하면 뱃살을 빠르게 뺄 수 있을까요? 실제로 효과를 본 뱃살 빨리 빼는 법을 알려드릴게요.

첫 번째, 복근운동으로는 뱃살 절대 못 뺍니다. 혹시 뱃살 빨리 빼는 방법이라고 하면서 유튜브에 나와 있는 복근운동들을 따라하고 있다면, 그 운동으로는 뱃살 못뺍니다. 2021년 연구 결과에 따르면 6주 동안 복근운동으로 복근의 근력을 향상시키는 데는 효과적이었으나, 복부지방이나 허리둘레 감소에 있어서는 큰 효과가 없었습니다. 여러분들이 복근운동을 하는 목적이 복부 근력을 기르는 것이 아니라 뱃살을 빼고 싶어서라면 효율적인 방법이 아니에요. 방법을 바꿔야 합니다.

Practical Applications

In conclusion, abdominal exercise training was effective to increase abdominal strength but was not effective to decrease various measures of abdominal fat. Some individuals attempt to reduce their waistline by solely performing abdominal exercises possibly because of claims made by various abdominal equipment advertisements. The information obtained from this study can help people to understand that.

TABLE 3. Body mass and composition before and after 6 weeks of abdominal exercise in control(n=10) and exercise(n=14) groups.

	Pre		Post	
	Control	Exercise	Control	Exercise
Body weight (kg)	70.4 ± 9.8	68.9 ± 10.2	70.8 ± 10.1	69.4 ± 11.4
BMI (kg·m^{-2})	24.5 ± 3.6	24.7 ± 3.1	24.6 ± 3.5	24.8 ± 3.0
Total body fat (%)	35.6 ± 9.3	35.9 ± 8.8	35.3 ± 9.6	34.8 ± 8.3
Android fat (%)	43.1 ± 9.8	43.5 ± 9.1	46.8 ± 6.6	42.3 ± 9.1

*BMI = body mass index.
Values are given as mean ± SD.
No significant interactions were observed($p > 0.05$).
No significant changes within group were observed.

둘째, 유산소 운동의 비중을 줄이고 무산소 운동의 비중을 높여보세요.
'지방을 빼려면 유산소 운동을 더 해야하는 거 아니야?' 라고 생각하실 수 있지만 아닙니다. 우리가 실질적으로 일상을 영위하면서 운동할 수 있는 시간은 많아야 2시간 이내에요. 따라서 가장 효율적인 방법을 찾아야 하는데요. 물론 유산소 운동이 체지방을 태우는데는 효과적이지만, 전체적인 체지방이 아닌 허리 둘레를 감소시키는데는 근력운동이 더 효과적이라는 연구 결과가 있어요.

8주간 유산소 운동만 한 그룹, 저항운동만 운동만 한 그룹, 유산소+무산소운동을 결합하여 운동한 그룹을 비교한 결과 체지방량의 감소는 유산소 운동그룹이 -0.9kg, 무산소 운동 그룹이 -0.3kg, 유무산소 결합운동그룹이 -0.1kg 으로 유산소 운동 그룹에서 가장 크게 나타났습니다. 하지만, 허리둘레의 감소는 무산소 운동그룹이 -1.7cm, 유산소 운동그룹이 + 0.4cm로 놀랍게도 유산소성운동 그룹보다 무산소성 운동그룹에서 더 크게 나타났어요.

Characteristics	Aerobic	Resistance	Combination	Control
Body Composition				
BMI, kg/m²	-0.3(-0.7, 0.0)[e]	-0.1(-0.5, 0.2)	0.2(-0.1, 0.6)	0.0(-0.3, 0.4)
Weight, kg	-1.0(-1.9, -0.1)[e]	-0.2(-1.1, 0.7)	**0.9(0.0, 1.8)**	0.1(-0.8, 1.0)
Waist Circumference, cm	0.4(-1.2, 2.0)	-1.7(-3.3, -0.1)[ce]	0.9(-0.7, 2.5)	0.5(-1.2, 2.1)
Lean Body Mass, kg	-0.3(-1.0, 0.5)	-0.1(-0.6, 0.9)	0.8(0.1, 1.5)[bc]	-0.2(-0.9, 0.6)
Fat Mass, kg	-0.9(-1.5, -0.2)[b]	-0.3(-1.0, 0.3)	-0.1(-0.7, 0.5)	0.2(-0.5, 0.8)
Body Fat, %	-0.5(-1.1, 0.0)	-0.2(-0.8, 0.4)	-0.5(-1.0, 0.1)[b]	0.2(-0.4, 0.8)
Cardiorespiratory Fitness and Muscular Strength				
VO₂max, ml/kg/min	7.7(3.9, 11.5)[bd]	1.5(-2.4, 5.4)	4.9(1.1, 8.7)	1.9(-1.8, 5.8)
Lower Body 1 RM, kg	-1(-10, 8)	13(4, 23)[c]	11(2, 20)[c]	2(-7, 12)
Upper Body 1 RM, kg	4(2, 6)	4(2, 6)	4(3, 6)	2(0, 4)
Blood Glucose and Lipids				
Glucose, mg/dL	0(3, 3)	-1(-4, 2)	-2(-4, 1)	2(-1, 5)
Triglycerides, mg/dL	-11(-32, 10)	-26(-47, -5)	3(-17, 24)	-22(-43, -1)
HDL Cholesterol, mg/dL	0(-2, 2)	0(-2, 3)	-2(-4, 0)	-2(-4, 1)
LDL Cholesterol, mg/dL	-1(-9, 6)	-1(-9, 7)	2(-6, 9)	3(-4, 11)
Total Cholesterol, mg/dL	-4(-12, 5)	-6(-15, 2)	-3(-11, 5)	-3(-11, 6)

이는 중고강도의 운동, 고강도 무산소 운동이 지속적인 유산소성운동보다 복부지방 감소에서 효과적이라는 다른 연구결과로도 확인할 수 있어요.

셋째, 프리웨이트 비중을 높이는 겁니다. '이게 무슨말이야?' 라고 생각하시겠지만, 연구결과로 설명해드릴게요. 우리가 근력운동을 할 때 머신을 사용하는 운동과, 고정되어 있지 않은 중량을 사용하는 프리웨이트로 구분해볼 수 있습니다. 머신 운동은 레그컬, 레그익스텐션, 레그프레스 같은 운동들이 해당되고 프리웨이트에는 덤벨 스플릿 스쿼트, 덤벨 데드리프트, 박스 쿼트 같은 운동들이 해당된다고 할 수 있어요.

핏블리의 하체운동 전략집

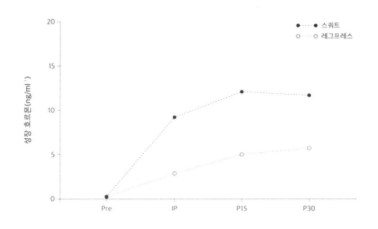

　　8주간 머신운동과 프리웨이트를 수행한 연구 결과에 따르면 근육과 근
력의 사이즈는 두 그룹간 큰 차이가 없었지만 호르몬 분비에 있어서 차이가
있었습니다. 성장호르몬과, 테스토스테론과 같은 근육의 성장과 체지방 분
해에 도움이 되는 호르몬 분비가 더 활발하게 나타났는데요.

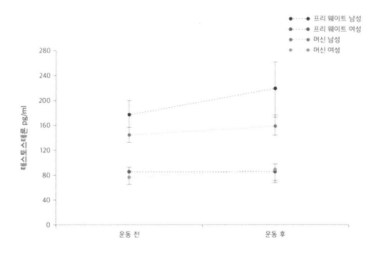

electromyography) during upper and lower-body strength exercises. The increased muscle recruitment during free-weight ac-tivities can potentially provide a more anabolic stimulus. For ex-ample, acute training sessions with free-weight squat exercise results in greater release of anabolic hormones such as free testosterone and growth hormone compared with the more stable leg press exercise. This greater anabolic hormone response could potentially lead to greater muscle hypertrophy and strength over time.

따라서, 같은 운동이라도 프리웨이트 비중을 높인다면 지방 분해에 도움이 되는 호르몬 분비를 활성화시킬 수 있습니다. 매번 유산소만 1시간 2시간씩 타고 있는데도 불구하고 변화가 없는 뱃살이 고민이라면 근력운동을 추가하거나, 근력운동의 강도를 꼭 높여보세요.

Q6. 종아리 알을 빼려면 어떻게 해야 하나요?

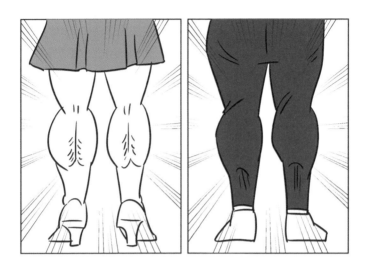

종아리 알 때문에 스트레스 받는 분들 많으실 거예요. 바지를 입거나, 치마를 입거나 알이 자꾸만 두드러져서 스트레스를 받는거죠. 이런 경우 종아리 마사지를 많이 하시지만 사실 종아리 마사지를 한다고 해서 절대 해결되지 않습니다! 종아리 알이 조금만 풀리는 것 같다가도 다시 뭉쳐버리는 것 같다면 근원적인 원인부터 해결해주셔야 해요.

우리 종아리 알에도 유형이 있는데요. 종아리 근육은 하나로 보이지만 장딴지근, 가자미근, 앞정강근, 뒤정강근 등등 다양한 근육으로 이루어져 있으며 체형이 틀어짐에 따라서 종아리 알이 다른 모양으로 생기게 되어요. 내측으로 장딴지근이 발달하게 되는 경우 종아리 알이 안쪽으로 생기게 되고, 외측 장딴지근이 발달하게 되는 경우 종아리 알이 바깥쪽으로 생기게 됩니다. 이 외에도 뒤로 통통하게 종아리 알이 생기는 경우도 있어요. 따라서 **종아리 모양에 따라 다른 접근법을 사용해 주시는 것을 추천드려요.**

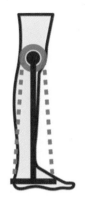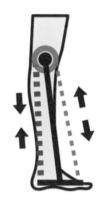

첫 번째 유형은 바로 종아리 뒤쪽에 오동통한 알이 생기는 경우입니다.
이 유형 같은 경우 무릎이 과하게 펴지는 백니 때문일 가능성이 높습니다. 정상적인 무게중심선을 가지고 있다면 옆쪽에서 보았을 때 골반, 무릎, 복숭아뼈가 일직선을 이루어야 해요. 하지만 무릎이 과하게 펴지게 되어 골반이나 복숭아 뼈보다 뒤로 밀리게 되면 몸의 무게중심선이 뒤로 넘어가게 되고 종아리 뒤쪽이 점점 두꺼워지게 되는 거예요.

바른자세에서 종아리근육은 앞쪽 전경골근과 균형을 이루며 우리 몸을 곧게 세워줘요. 하지만 의자에 오래 앉아있어 상체 정렬이 무너진 스웨이백 자세에서 골반은 뒤로 기울어지게 돼요. 골반이 기울어지면 체중이 뒤로 이동해 등을 구부리고 목을 앞으로 내밀게 되는데요. 이 경우 대퇴사두근은 늘어나고 무릎은 과하게 펴져 점점 종아리 근육이 긴장될 수 있습니다. 이런 경우에는 상체부터 무게중심선을 맞춰주는 것이 좋습니다. 대표적인 운동으로 월슬라이드 운동을 추천드려요.

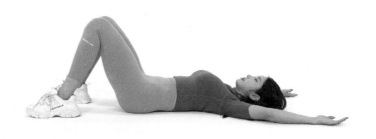

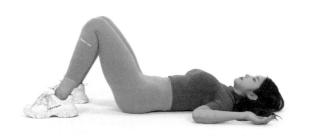

첫째, 먼저 위를 보고 무릎을 구부려 편하게 누워줍니다.

둘째, 배꼽을 등 뒤로 붙여 허리를 바닥에 붙여줍니다.

셋째, 허리를 바닥에 붙이면서 뒤통수로 바닥을 밀어줍니다.

넷째, 팔로 벽을 쓸면서 만세를 했다가 다시 조여줍니다.

다섯째, 쉽게 느껴진다면 선 자세에서 다시 연습합니다.

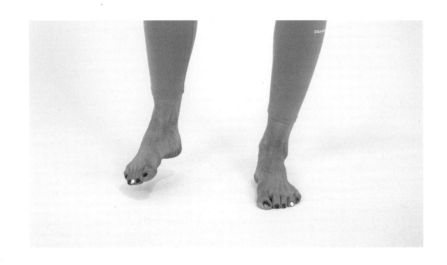

두 번째 유형은 종아리 알이 안쪽으로 생기는 경우입니다. 대부분 종아리 알이 안쪽으로 생기는 분들은 **발목이 발등 굽힘이 안되는 경우**가 많습니다. 우리가 걷거나, 뛰거나, 종아리를 사용할 때 엄지와 검지가 정강이쪽으로 당겨질 수 있어야 하는데, 가동성이 좋지 않아서 발이 바깥으로 꺾이게 되는 거에요. 이런 경우 여러 가지 원인이 있을 수 있지만 앞정강근이 단축되어 있을 확률이 높아요. 앞정강근은 종아리뼈의 가쪽에서 발의 안쪽에 붙어있는 근육으로 수축하면 발의 안쪽 번짐을 일으키거든요. 따라서 이런 경우에는 앞정강근을 풀어주시는 것이 좋습니다.

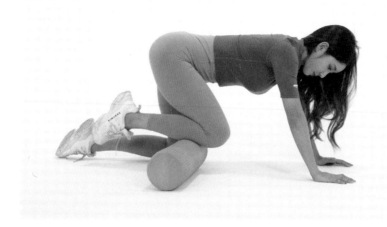

첫째, 엎드린 자세에서 상체를 고정하고 몸을 45도 정도 틀어줍니다.

둘째, 발목의 앞쪽 근육과 폼롤러가 맞닿게 해줍니다.

셋째, 위와 아래로 부드럽게 롤링해줍니다.

넷째, 압력을 높이고 싶다면 다른 다리로 눌러주는 것도 좋은 방법입니다.

세 번째 유형은 종아리 알이 바깥으로 생기는 경우입니다. 종아리 알이 바깥으로 생기는 분들은 발이 안쪽으로 꺾이는 경우가 많아요. **발의 아치**가 무너져 있는거죠. 이런 분들은 발바닥의 아치를 만들어주는데 중요한 역할을 하는 후경골근을 강화해보는 것을 추천드려요. 후경골근은 종아리 뒤에서 발바닥 안쪽으로 내려와 발바닥에 닿아있는데요. 후경골근이 수축하게 되면 발의 아치를 만들어 줄 수 있기에 강화해주는 것이 좋아요.

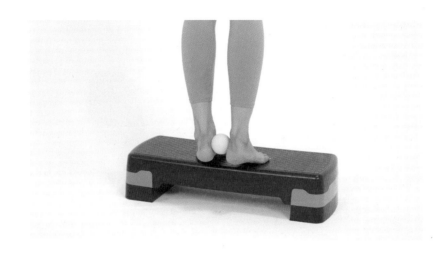

첫째, 계단 혹은 스텝박스 끝에 섭니다.

둘째, 양쪽 발목 사이에 마사지볼을 끼워 줍니다.

셋째, 발가락에 전체적으로 힘을 주면서 공을 눌러줍니다.

넷째, 공을 압박하면서 발을 들어올렸다 내렸다가 반복해줍니다.

이렇게 체형에 따라 종아리 알을 근원적으로 해결해 줄수 있는 방법을 적용해보신다면 매번 종아리를 마사지하는 것보다 더 큰 효과를 보실 수 있을 거예요.

Q7. 체중별 다이어트 방법 싹 정리해서 알려드립니다!

살이 찐 느낌, 살이 쪄 본 사람만 알 수 있는데요. 숨쉬기가 불편하고, 쉽게 더워지고, 몸이 무겁고 우울하고 축축 처지는 느낌 많은 분들이 느껴보셨을 거예요. 살이 찌면 같은 동작이라도 체중에 따라 잘 되지 않고 무리가 되기도 해요. 똑같이 스쿼트를 하더라도 체중이 50kg 인 사람과 100kg 인 사람이 하는 것은 큰 차이가 있어요. 따라서 **체중이 다르다면 다른 방법을 적용해서 체중을 감량해야 합니다.**

이번 글에서는 비만/과체중/표준체중 등 체중에 따라 운동, 식단을 어떻게 진행하면 좋을지 아주 체계적으로 정리해드리도록 할게요.

비만의 경우 다이어트 하는 방법(BMI 35이상)

체중이 많이 나갈수록 다이어트는 정말 막막합니다. 많은 운동 유튜브 채널들에서 운동 영상을 공유해도 체중이 많은 경우에는 따라하는 것이 쉽지 않아요. 동작 자체가 관절에 무리가 가거나 현재 체중으로는 불가능한 동작들이 많이 있기 때문이에요. 예를 들어 100kg 가 넘는데 암워킹, 점프스쿼트 등을 하다 보면 무릎이나 손목 관절에 과한 부담이 될 수 있어요. 따라서 비만인 경우에는 지금 당장 나에게 맞지 않는 운동을 무리하게 하는 것보다 생활습관부터 천천히 바꿔나가시는 것이 성공확률이 높습니다.

첫 번째 포인트, 생활패턴을 바로 잡는 겁니다.

비만인 경우에는 생활 패턴이 무너져 있는 경우가 정말 많은데요. 불규칙하게 일어나서, 불규칙하게 식사를 하고, 밥을 먹고, 졸리면 자는 생활이 반복되는 거예요. 따라서 패턴부터 바로잡아주어야 합니다. **일어나는 시간과 수면시간, 식사시간까지 규칙적으로 설정해 주세요.** 실제로 완벽한 사육팀이 다이어트를 성공했을 때에도 생활패턴부터 잡아나가는 것을 보셨을 거예요. 처음 다이어트가 막막하게 느껴진다면 기상시간, 수면시간, 운동시간, 식사시간까지 시간표처럼 하나의 패턴으로 만들어두는 것이 좋아요.

두 번째 포인트, 가벼운 운동을 생활 속에 포함시켜 주세요.

비만인 분들은 **하루에 30분~40분 낮은 강도의 유산소**를 해 주시면 좋습니다. 걷기 혹은 자전거타기를 저강도로 해주시는 것을 가장 추천드리고 싶어요. 강도가 강한 운동은 관절에 부담이 될 수 있고 지속성이 떨어지기 때문에 가벼운 운동부터 매일하는 습관을 기르는 게 중요합니다. 이 때 가장 중요한 것은 운동에 임하는 마음가짐이에요. 지금 당장 엄청난 변화를 만들어 낸다는 기대보다는 조금 더 건강한 삶의 방식을 찾는 것에 집중해주세요.

세 번째 포인트, 음식의 양과 종류를 조금씩 바꿔나가 주세요.

비만인 경우 빠르게 살을 빼고 싶은 마음에 굶거나, 정말 조금 먹는 식사 그리고 폭식 패턴을 반복하는 경우가 많은데요. 무작정 음식을 줄이게 되면 식사 패턴이 무너지고 더 쉽게 살이 찌는 체질이 될 수 있어요. '내가 끼니를 잘 챙겨 먹으면 살이 찌지 않을까?'라고 생각하실 수 있지만 식사량을 과하게 줄이는 것보다 탄수화물, 단백질, 지방이 알맞게 구성된 식사를 해 준다면 오히려 더 좋은 감량 결과를 가져올 수 있어요. 웬만하면 세끼를 다 먹으려고 노력하는 것이 좋아요.

또 갑작스럽게 음식의 종류를 닭가슴살, 고구마, 야채, 현미밥처럼 내가 맛있다고 생각하지 않는 음식들로 바꾸게 되면 먹고 싶은 음식을 정신 놓고 먹어버리는 일이 생길 수 있어요. **이런 패턴이 반복되었다면 음식의 종**

류는 크게 제한하지 않되 하루에 각자에게 필요한 섭취 칼로리를 고려해서 600~700kcal 내외로 한 끼 식사를 드셔주세요.

과체중의 경우 다이어트

어느 정도 체중을 감량했다면 이제 더 나아갈 준비가 되었다고 생각해주시면 돼요. 생활습관을 바르게 잡았고 가벼운 운동을 하는 습관이 생겼다면 이를 발전적인 형태로 개선해주면 됩니다. 과체중의 경우에는 최대산소섭취량과 무산소성 역치가 일반적으로 감소되어 있기 때문에 점진적인 체력증진을 목표로 해주시는 것이 좋아요.

과체중 혹은 비만인을 위한 기본 운동 지침	
유형	저충격 또는 스텝 에어로빅 (러닝머신 걷기, 로잉머신 사이클, 수영)
운동횟수	주당 최소 5일
강도	최대심박수의 60~80% 강도
운동시간	1일 40~60분 또는 1일 2회로 나누어 20~30분

첫 번째 포인트, 근력운동을 시작해 주세요.

저항 트레이닝을 수행할 때는 인체 움직임 시스템에 가해지는 스트레스를 증가시키면서 각 단계별로 반복해야 하고 충분한 휴식과 회복시간도 필요합니다. 이 때 무작정 무게만 증가시키는 분들이 있는데 이는 부상을 초래할 수 있으므로 세트, 반복횟수, 강도, 휴식시간 등을 체계적으로 조절하는 게 중요해요. **관절에 부담이 적은 동작, 초보자도 쉽게 할 수 있는 동작들로 루틴을 구성**해주어야 한다는 거예요.

처음 근력운동을 시작한다면 불균형한 근육을 가지고 있거나 자세 조절 능력이 부족할 수 있기 때문에 안정성을 생각하면서 운동 루틴을 구성하는 것이 좋습니다. 불균형한 자세의 안정성을 증가시키고 근육의 유연성과 운동 템포를 신경쓰는 것이 중요해요. **세트 수는 많지 않게 1~2세트씩 적게** 설정해 주어야 하며, **동작을 느리게** 연습해 주는 것이 중요합니다. 운동 **템포로는 4/2/1에 해당하는 템포로** 운동을 진행해주고 동작과 동작 사이의 휴식시간은 **0~90초로 여유롭게** 가져 주세요.

핏블리의 하체운동 전략집

운동	세트	시간	동작 팁
폼롤러 근막이완	1	30s	각각의 부위를 30초 정도 충분히 이완해 줍니다
정적인 스트레칭	1	30s	각각의 부위를 30초 정도 충분히 스트레칭해 줍니다

CORE/BALANCE

운동	세트	횟수	템포	휴식시간
Floor Bridge	2	15	slow	0
Floor Prone Cobra	2	15	slow	0
Single-leg Balance Reach	2	8	slow	0
Squat jump W	2	5	slow	90s

RESISTANCE

운동	세트	횟수	템포	휴식시간
스쿼트 컬 - 프레스	2	15	slow	0
푸쉬업	2	15	slow	0
세라밴드 로우	2	15	slow	0
싱글레그 스캡션	2	15	slow	0
싱글레그 바이셉스컬	2	15	slow	0
스탠딩 트라이셉스 익스텐션	2	15	slow	0
스텝업	2	15	slow	90s

COOL DOWN

운동	세트	시간	동작 팁
폼롤러 근막이완	1	30s	각각의 부위를 30초 정도 충분히 이완해 줍니다
정적인 스트레칭	1	30s	각각의 부위를 30초 정도 충분히 스트레칭해 줍니다

두 번째 포인트, 유산소도 전략적인 운동 강도 설정이 필요합니다.

과체중인 경우 **유산소 운동 강도는 운동 능력의 60~80% 보다 높지 않도록** 하는 것을 추천드리며, **주당 칼로리 소모는 1250~2000kcal 내외**를 목표로 잡아주세요. 이 때 운동을 통해서 체중을 빠르게 감량하고자 하는 마음은 내려놓는 것이 좋습니다. 운동으로 감량할 수 있는 체중은 생각보다 아주 적으며 일주일에 0.5kg 이내라고 생각해야 해요.

특히 Acsm의 가이드에 따르면 체중 감량을 위해서는 적어도 일주일에 200-300분 정도, 매일 유산소를 한다는 가정 하에 **하루에 30분~40분의 중강도 유산소 운동이 필요**하다고 하니, 유산소 운동으로 체중을 감량하기 위해서는 이 시간을 염두해서 진행해주는 것이 좋습니다. 빠르게 살을 빼고 싶은 마음에 과도하게 유산소를 하게 되면 관절에 손상을 야기할 수 있기 때문에 체중지지 운동(사이클, 수영)등을 적당히 병행해주는 것도 좋은 방법이에요.

과체중에서 표준체중으로

마지막은 과체중에서 표준체중으로 변화시키는 방법이에요. 체중은 정상범위에 들어가 있는데 체지방률이 높거나 근육량이 적은 경우도 여기에 해당해요.

첫 번째 포인트, 운동 측면에서는 근지구력을 길러주세요.

과체중에서 표준체중으로 갈 때는 **전반적인 근력을 강화**해나갈 수 있도록 루틴을 구성하는 것이 중요해요. 어느 정도 근력이 갖춰졌다면 세트 수를 조금 더 늘리고 두 가지 운동, 두 가지 세트를 활용해서 근지구력 트레이닝을 해 주는 것을 추천드립니다. 여기서 포인트는 근력 운동과 생체역학적으로 비슷한 동작을 묶어서 슈퍼세트로 구성해 주는 거예요. 두 가지 운동을 묶어 세트를 구성함으로써 실질적인 운동량을 늘리고 강도를 증가시킬 수 있습니다.

WARM UP

운동	세트	시간	동작 팁
폼롤러 근막이완	1	30s	각각의 부위를 30초 정도 충분히 이완해 줍니다
동적인 스트레칭	1	30s	각각의 부위를 10회씩 동적으로 스트레칭해 줍니다

CORE/BALANCE

운동	세트	횟수	템포	휴식시간
Crunch	2	10	medium	0
Reverse Crunch	2	10	medium	0
Single-leg squat	2	10	medium	0
Squat jump	2	10	medium	90s

RESISTANCE

운동	세트	횟수	템포	휴식시간
덤벨 체스트프레스/푸쉬업	2	12/12	medium/slow	0/60s
세라밴드 로우/덤벨 로우	2	12/12	medium/slow	0/60s
스탠딩 덤벨 숄더 프레스/싱글레그 스캡션	2	12/12	medium/slow	0/60s
덤벨 고블릿 스쿼트/스텝업	2	12/12	medium/slow	0/60s

COOL DOWN

운동	세트	시간	동작 팁
폼롤러 근막이완	1	30s	각각의 부위를 30초 정도 충분히 이완해 줍니다
정적인 스트레칭	1	30s	각각의 부위를 30초 정도 충분히 스트레칭해 줍니다

두 번째 포인트, 식단 측면에서는 지방을 잘 챙겨주세요.

모든 사람이 식단에서 지방을 챙겨 먹어야 하는 것은 사실이지만, 다이어트 막바지에 이를 수록 식단에서 지방을 배제하는 분들을 많이 볼 수 있습니다. 체중이 줄어들수록 체중이 줄어드는 속도는 느려지게 되는데, 이 때 지방을 먹으면 다이어트에 도움이 되지 않을 것 같은 막연한 기분이 드는 거예요.

하지만 그렇지 않습니다. 지방은 각종 호르몬을 합성할 때 쓰이는 필수 재료이며, **지방이 부족해지면 호르몬의 생성에 제약이 생겨서 원활한 대사가 일어날 수 없어요.** 이렇게 대사가 원활하지 않으면 순환장애, 면역력 저하, 만성 피로를 느끼게 됩니다. 따라서 다이어트가 오래 진행될수록 좋은 지방을 충분히 섭취해 주서야 해요. 쉽게는 아보카도, 올리브, 등푸른 생선들로 좋은 지방을 섭취할 수 있으니 식사에서 좋은 지방을 섭취할 수 있도록 신경써 주세요.

이렇게 체중에 따라 다이어트를 해나가는 방법, 과정에 대해서 세밀하게 다뤄보았습니다. 처음에 운동과 식단을 한다는 것 자체가 정말 막막하게 느껴지실 수 있겠지만 당장의 빠른 몸무게 변화보다 더 나은 생활, 조금 더 행복한 삶을 사는 방법으로 접근한다면 좋을 것 같습니다.

Q8. 살이 안찌는 체질이 되려면 어떻게 해야 할까요?

누구나 살이 안찌는 체질이 되고 싶어해요. 많이 먹어도 살이 잘 안찌는 사람이 있는 반면 정말 억울하게도 적게 먹어도 살이 잘 찌는 분들이 있어요. 이런 분들은 단순히 섭취 칼로리가 많아서가 아니라 체내 대사가 무너져서 그럴 수 있습니다. 많이 먹으면 살이 찌는 게 당연하지만 많이 먹지 않아도 살이 찌는 분들은 섭취 칼로리가 문제가 아니라 체내 대사가 무너져서 그럴 수 있습니다.

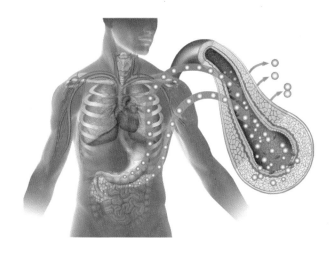

지금부터 살이 덜 찌는 체질이 되는 방법을 알려드릴게요. **첫 번째로, 인슐린 저항성을 개선하는 거예요.** 살이 잘 찌는 분들은 대부분 인슐린 저항성이 높아져 있을 가능성이 큽니다. 인슐린은 꼭 필요한 호르몬이지만 비만을 유발해 비만 호르몬이라고도 불리는데요. 특히 공복기 인슐린 수치가 높거나 평균적인 인슐린 수치가 높은 분들은 식사량을 줄여도 체중감소가 쉽지 않습니다.

간단히 알려드리자면 우리 몸의 포도당이 세포 안으로 들어가서 에너지

원으로 사용되려면 인슐린이 꼭 필요해요. 우리가 음식을 계속 먹거나 정제된 탄수화물 단순당 위주로 먹게 되면 인슐린이 자기 작용을 못하게 됩니다. 이를 인슐린 저항성이라고 합니다. 인슐린 저항성은 포도당을 세포 안으로 집어 넣는 인슐린의 기능이 떨어진 상태를 말합니다.

쉽게 말하면 원래는 잘 열려있던 문인데 녹이 슬어서 같은 힘에도 좀처럼 열리지 않는 문을 상상하면 됩니다. **인슐린 저항성이 생기면 결국 나는 많이 먹지 않아도 몸속에서 포도당을 세포 안으로 흡수**해 제대로 된 에너지를 사용하지 못하고 잉여 에너지로 인식해 지방세포에 저장해버리게 됩니다.

인슐린 저항은 운동 부족, 비만, 스트레스, 과도한 칼로리 섭취 등으로 생기는데 인슐린 저항성이 있는 분들은 인슐린 분비를 낮출 수 있도록 인슐린이 일하지 않게 쉬게 만들어줘야 합니다. 인슐리 저항성은 노력에 따라 개선이 될 수 있는데 특히 운동 부족, 과도한 칼로리 섭취를 개선하면 인슐린 저항성이 개선이 됩니다.

따라서 알맞게 칼로리를 섭취하고 적절한 운동을 해주는 것이 아주 중요합니다. 적어도 격일에 한번 꾸준히 운동을 해주면 저항성을 낮추고 감수성을 높이는데 효과를 볼 수 있어요. 특히 **운동시작 전후로 약 48시간까지 인슐린 감수성을 높이는 것으로 나타났으니 적어도 격일에는 한번 꾸준히 운동해주시는 것을 추천**드릴게요.

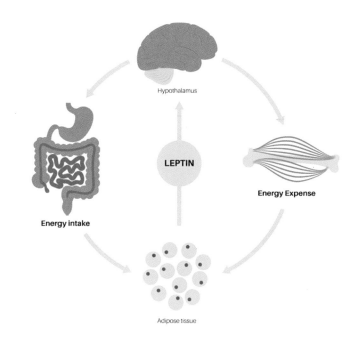

Hypothalamus

LEPTIN

Energy Expense

Energy intake

Adipose tissue

렙틴은 지방세포에서 만들어지는 식욕조절호르몬으로 뇌에 작동하여 식욕을 억제하는 호르몬입니다. 우리가 음식을 많이 먹게 되면 렙틴은 지방세포에서 분비가 되어 뇌에 "그만 먹어!" 라고 신호를 보내 포만감을 느끼게 합니다. 우리 몸에 렙틴이 충분하면 배부름을, 렙틴이 감소되면 배고픔을 느끼게 되는 거예요.

이 렙틴은 내분비계로 천천히 이동하기 때문에 식사를 빨리하게 되면 렙틴이 뇌로 전달되기 전에 과식을 하게 돼요. 특히 TV나 핸드폰을 보면서 식사를 하게 되면 포만감을 늦게 느껴 과식할 확률이 늘어납니다. 그런데 이외에도 렙틴 호르몬이 충분해도 신호를 뇌에서 받아들이지 못하는 경우가 생기는데 이를 렙틴 저항성이라고 합니다. 우리 몸에 지방이 증가하고 렙틴이 과다하게 분비가 되면 렙틴 수치는 높은데도 불구하고 시상하부에서 렙틴을 인식하지 못하는 상태가 됩니다. 음식을 눈앞에 두고 참지 못하고 마구 먹게 되는 분들, 살이 찌니까 더더욱 식욕 조절이 안되는 분들은 렙틴 저항성 때문입니다. 이런 분들은 식습관을 바꿔주거나 생활습관을 바꾸지 않고 다이어트를 하게 되면 실패할 가능성이 매우 높아지게 됩니다. 식욕 조절이 안되는 것은 몸 안의 균형이 깨져서 그런 거예요. 렙틴 저항성이나 인슐린 저항성의 원인을 찾아서 줄여주는 식단을 하시는 게 좋습니다.

여러 가지 방법이 있지만 **첫 번째, 염증 감소를 위해 프로바이오틱스와 식이섬유를 섭취해주세요.** 염증 수치가 증가할 때 렙틴 저항성이 증가되기 때문에 염증 수치가 저하될 수 있도록 식단을 구성해주는 것이 좋습니다.

두 번째, 인슐린 분비를 조절할 수 있도록 해 주세요. 렙틴과 인슐린은 신호체계를 공유하기 때문에 인슐린이 과잉 분비되면 신호체계를 인슐린이 사용하게 되어 렙틴 신호가 시상하부에 전달되지 않습니다. 따라서 인슐린이 과잉 분비되지 않도록 혈당지수가 낮은 음식을 섭취하고, 식사량을 조절해주시면 좋습니다.

세 번째, 코티솔 분비를 줄이는 겁니다. 우리가 스트레스를 많이 받으면 폭식을 하게 되는데요. 감정적 허기짐이 생기는데 그건 바로 가짜 배고픔입니다. 스트레스를 받으면 우리 몸은 코티솔을 만들어 내게 되는데 코티솔은 부신에서 분비됩니다. 우리가 스트레스를 받으면 코티솔은 몸 속 탄수화물과 지방을 잘 태워 필요한 에너지를 만들 수 있도록 지시합니다. 하지만 만성적으로 스트레스에 시달리면 체내 코티솔 수준이 높은 상태에서 유지가 되고, 인체의 보상시스템을 가동하게 돼요. 보상시스템으로 인해 우리는 스트레스를 받으면 자극적이고 칼로리가 높은 음식을 찾게되고 많이 먹게 됩니다. 스트레스를 받는 상황 자체를 바꿀 수 없다면 신체 활동과 휴식으로 코티솔을 낮출 수 있습니다. 특히 신체활동은 도파민과 세로토닌을 뇌로 방출해 코티솔을 낮추는데 도움을 줍니다. 과한 운동이 부담스럽다면 매일 30분씩 산책을 하는 것만으로도 충분합니다.

앞서 다룬 세 가지 호르몬은 톱니바퀴처럼 맞물려 있어요. 예를 들어 코티솔이 증가되면 단 음식이 생각나고, 단 음식을 먹으면 인슐린 분비를 촉진하게 됩니다. 인슐린이 과도하게 분비되면 인슐린 저항성이 생기고 인슐린 저항성이 높아지면 렙틴 저항성도 역시 높아지고 그로 인해 식욕 조절이 안되어 폭주하며 먹게 됩니다. 세 가지 호르몬은 서로 악순환의 고리를 만들어 살이 찌는 체질로 사람을 변화시키게 됩니다. 살이 한번 찐 사람이 다른 사람보다 더 빼기 어려운 이유가 여기 있어요. 따라서 운동과 식단에만 집중하는 것이 아니라, 조금 더 건강한 생활 습관을 만들어 체내 대사를 바로 세우고 호르몬 균형을 찾을 수 있도록 해보시면 좋을 것 같습니다.

Q9. 체지방이 빠지는 과정 : 지방을 태우는 효과적인 방법

이번에는 누구나 확실하게 체지방을 빼는 방법 세 가지를 다뤄보도록 할게요. 체지방을 운동하면 바로 사용할 수 있을 것 같지만 인체는 단순히 운동을 한다고 몸에 저장되어 있는 체지방을 사용할 수 없습니다. 따라서 체지방이 사용되는 과정에 대해서 이해하고 전략적으로 운동을 하면 훨씬 도움이 될 거예요.

체지방이 사용되는 과정

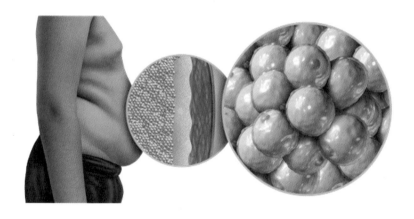

일단 살을 빼기로 마음먹었으면 지방에 대해 알아야 해요. 지방은 지방세포 안에 저장된 중성지방의 형태로 존재해요. 우리가 살이 찌게 되면 지방세포 속 중성지방의 크기가 커지면서 배가 나오고 팔뚝살이 두툼해지는 거예요. 이 지방세포 속 중성지방을 태워야 살이 빠지는데 성가시게도 인체는 중성지방을 태우기 전에 지방세포 속에서 중성지방을 꺼내와야지 사용을 할 수 있어요.

탄수화물은 필요에 따라 빠르게 에너지를 불태울 수 있어 운동 초반에 하는 모든 운동의 에너지 의존도는 탄수화물에 의존해요. 이 개념만 이해하셔도 여러분이 탄수화물 섭취가 운동에 있어서 얼마나 중요한지 알 수 있을 거예요. 반면 **지방은 지방을 동원하는 호르몬이 분비되어야만 활용할 수 있어요.** 우리에게 긴장, 스트레스와 관련된 자극이 주어지면 교감신경계가 작동하여 노르에피네프린과 에피네프린이라는 호르몬이 분비되는데요. 여러분들에게는 조금 더 친숙한 아드레날린이라고 부르기도 합니다.

누군가와 싸움을 하거나 고중량 운동을 하는 경우 외부자극으로 인해 인체는 저장되어 있는 에너지를 분해해서 최고의 힘을 낼 수 있는 상태를 만들어요. 이때 탄수화물을 사용할 수 있게 포도당으로 분해해 혈액으로 방출하고 지방세포의 지방을 분해해 유리지방산 형태로 혈액을 방출하게 됩니다. 중성지방은 분해되어 유리지방산 형태로 쪼개져야만 에너지로 사용할 수 있기 때문에 이 과정이 매우 중요해요.

호르몬이 분비되는 생리학적 방법

첫 번째, 운동은 최소 30분 이상 해주셔야 합니다. 에피네프린과 노르에피네프린은 운동 시간이 증가함에 따라 혈중 농도가 증가해요. 특히 에피네프린은 혈당의 변화에 민감하기 때문에 단시간 낮은 강도의 운동에는 거의 변화가 없고 장시간의 고강도 운동 중에 증가하는 모양을 보여요. 이와 같은 이유로 다이어트가 목적이라면 최소 30분 이상의 운동을 지속해주셔야 해요. 헬스장에서 고강도 웨이트 트레이닝을 하던, 집에서 웨이 홈트를 따라하던 최소 30분 이상의 운동을 하는 것을 추천드려요.

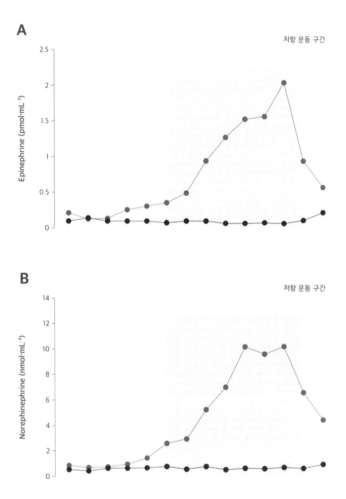

A

저항 운동 구간

B

저항 운동 구간

두 번째, 운동 강도를 체계적으로 설정해야 합니다. 가장 중요한 것은 운동 강도가 떨어지지 않도록 유지해주는 거예요. 가장 중요한 것은 운동 강도가 떨어지지 않도록 유지해주는 거예요. 저항운동 중 에피네프린과 노르에피네프린의 농도를 측정한 연구결과에 따르면, 바벨 스쿼트를 10회 6set 진

핏블리의 하체운동 전략집

행했을 때 첫 번째 세트의 스쿼트 무게로 6번째 세트까지 그대로 진행하며 운동의 강도를 유지할 수 있었던 A는 실험 도중 무게가 줄어든 B에 비해 높은 에피네프린, 노르에피네프린 농도를 보였다고 해요.

실제로 노르에피네프린의 경우 운동강도가 최대산소섭취량 50% 이상이 되면 급격하게 증가하고 에피네프린은 빠르게 증가하지 않고 유지되다가 운동강도가 최대산소섭취량 60-70% 수준을 넘어갈 때부터 증가하기 시작해요. 쉽게 말해서 운동 중간에 힘들다고 무게를 낮추거나 핸드폰하면서 쉬는 시간을 길게 가져가면 그만큼 운동 효율이 뚝 떨어지니 운동할 때는 집중해서 짧고 굵게 하는 게 중요해요.

사실 운동 강도를 조절하는 가장 정확한 방법은 운동 중 산소 소비량을 확인하고 젖산염 농도를 주기적으로 측정하는 것이지만 운동생리학실에서 측정이 가능하기 때문에 현실적으로는 측정에 어려움이 있으므로 꼭 운동일지를 작성하는 습관을 길러 세트수, 무게, 횟수, 휴식시간 등을 기록하며 운동의 강도를 유지하는 것이 좋습니다.

마지막으로 늘 강조하는 근력운동 후 유산소 운동을 병행하는 거예요.
우리가 운동을 하게 되면 혈액 속에 방출된 유리지방산 중 실제로 산화되는 양은 운동양에 따라 다르겠지만 1/3 미만이라고 해요. 쉽게 말해 기껏 힘들게 30분 이상 운동을 해서 지방을 분해해냈는데 1/3만 불태우고 나머지 2/3은 다시 차곡차곡 원래 있던 우리 뱃살로 돌아가게 되는 거예요. 그래서 운동은 아침에 30분, 저녁에 30분 하는 것도 좋지만 가급적이면 1시간을 이어서 하는 게 좋다고 하는 거예요. 이유가 여기에서 나와요. 30분씩 운동을 한다면 물론 안하는 것보다 좋겠지만 지방을 분해해 놓고 얼마 쓰지도 못하고 원래대로 다시 저장하기 때문에 살 빠지는 속도가 더딜 수 밖에 없어요.

특히 운동을 할 때는 근력 운동을 꼭 병행해야 하는데 저항성 운동을 수행하게 되면 교감신경계가 활성화되며 성장호르몬과 코르티솔, 테스토스테

론의 농도가 높아지며 체내 유리지방산 동원이 수월해져 이후 유산소성 운동을 시작할 때 체내 지방을 더 많이 태우게 된다고 해요. 따라서 근력운동을 마치고 나면 꼭 유산소 운동을 병행해 주세요.

이렇게 체지방이 빠지는 방법과 왜 30분 이상 운동하는 게 효율적인지 다뤄봤어요. 물론 운동과 건강한 식사를 병행하면 장기적으로 체지방은 빠지겠지만 본문의 내용을 참고하여 조금 더 효율적으로 운동해 보는 것을 추천드립니다.

Q10. 이런몸 만들려면 시간이 얼마나 걸릴까?

사람이 운동을 시작하는 이유는 다양하겠지만 체지방을 빼는 것만큼 근육량도 늘리고 싶으실 거예요. 하지만 막상 운동을 시작해보면 체감상으로, 생리학적으로, 다이어트보다 근육량을 늘리는 과정이 어렵습니다.

이번에는 근육량을 늘리는 데 걸리는 시간을 생리학적으로 설명해드리고 효율적으로 근육량을 늘리는 방법을 초급자, 중급자, 상급자별로 체계적으로 알려드릴게요.

몸을 만드는 데 걸리는 시간은 사실 1+1처럼 단순하게 계산하기 어렵습니다. 수학과 다르게 인간은 개별성을 갖고 있고 유전적 요인, 운동의 강도, 운동 시간, 운동 방법 등을 고려해야 하기 때문이에요. 하지만 평균적으로 걸리는 시간을 예측할 수 있도록 생리학 기반으로 설명해 드릴게요.

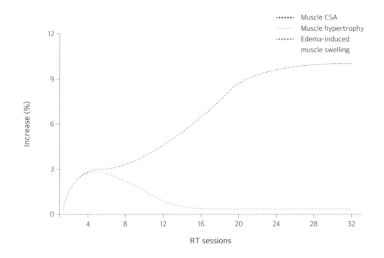

우리가 저항운동을 하게되면 처음에는 근육의 비대가 생각처럼 크게 일어나지 않습니다. 실제로 근육의 비대에 관한 연구 결과에 따르면 주 3회 근력운동을 한다고 가정했을 때 **4주간은 근비대가 크게 나타나지 않았는데요.** 이 때는 **근신경계가 발달하며 근섬유를 동원할 수 있는 능력이 증가합니다.** 이 시기에 증가하는 약간의 근육량은 근비대가 아닌 근육에 수분이 차면서 생기는 부종이라고 합니다.

본격적으로 근육의 크기가 증가하는 것은 신경계 발달 이후입니다. 이 시기가 중요한데, 실제로 **주 3회씩 8~12주 총 24~35회의 저항운동을 했을 때 근비대가 눈에 띄게 나타났어요.** 주 3회씩 운동했을 때 처음 한달간은 큰 변화 없을지라도 두 세달 운동을 지속하면 근육량의 증가가 나타난다는 이야기입니다.

이와 같은 이유로 운동을 시작하시는 분들이라면 몸의 변화가 없다고 포기하지 마시고 적어도 **세달 이상은 꾸준히 운동을 하시는 것을 추천**드려요. 약 4개월이 지나면 7-10%의 근비대를 이룰 수 있는데, 4개월 이후부터는 그래프가 급격히 평평해지는 것을 볼 수 있어요. 즉 근육량 증가의 속도가 감소해 점점 더디게 성장하게 되는 구간이 옵니다. 이제 근육이 생기는 기간을 다뤄봤으니 효율적으로 근육을 만드는 방법을 알아볼게요.

1. 초보자

초보자의 경우에는 많은 운동을 할 필요 없습니다. 제가 지금 알려드리는 루틴만으로 진행해도 충분해요. 단 하나의 원칙만 지키면 됩니다.

"원칙 - 점진적으로 근육에 주는 스트레스를 증가시킨다."

초보자가 스쿼트를 연습한다고 했을 때 4주동안 맨몸으로 매일 똑같이 10개씩 한다고 허벅지 근육이 생길일은 전혀 없습니다. 1주차 10개, 2주차 11개, 3주차 12개, 4주차는 무게를 올려 점진적으로 근육에 스트레스를 증가시키는 방법인 점진적 과부하 원리를 운동프로그램에 적용시켜야 합니다.

	월요일	수요일	금요일
메인 운동	바벨 데드리프트 바벨 숄더프레스	바벨 스쿼트 원 암 덤벨로우	바벨 벤치프레스 덤벨 루마니안 데드리프트
보조 운동	덤벨 숄더프레스 덤벨 루마니안 데드리프트 데드버그 사이드 플랭크	덤벨 스플릿 스쿼트 플랭크 랫풀다운 수트케이스캐리	풀업 비대칭 플랭크 덤벨 리버스 런지 스트레이트 싯업

제가 공유드리는 이 루틴 그대로, 처음에는 운동 횟수를 늘리다가 12개 ~15개 운동할 수 있는 시점이 되면 무게를 올려가며 한달간 운동해보세요. 분명 눈에 띄게 근육량이 변화할 거에요.

2. 중급자

중급자의 경우에는 단 하나의 원칙을 기억해주세요. 운동 볼륨을 증가시키는 것입니다. 운동볼륨이란 무게x횟수x세트수를 바탕으로 산출하는데요. 어느정도 운동자세와 능력이 길러졌다면 운동 볼륨에 영향을 주는 세 가지를 끊임없이 체크해주셔야 합니다.

"원칙 - 운동볼륨을 증가시킨다."

"무게는 이전보다 늘어났는가?", "횟수는 이전보다 늘어났는가?", "세트수는 이전보다 늘어났는가?" 셋다 늘지 않았다면, 근육량도 그 자리 그대로 일겁니다.

실제로 힙서울 온라인pt 루틴을 구성할 때는 체계적으로 운동볼륨을 높일 수 있도록 전문 트레이너들이 루틴을 기획하고 있는데요. 여기서 많은 분들이 가장 많이 놓치는 것 하나는 바로 무게만 무작정 늘리는 겁니다. 몸을 만들려면 꼭 고중량을 들어야 한다고 생각하는 경우가 많습니다. 하지만 근비대에서 중요한 것은 중량만 있는 게 아닙니다.

한 연구에서 피험자들을 8주간 주3회로 운동시켜, 중량과 근비대의 상관관계를 살펴보았는데요. 저중량으로 실패지점까지 세트당 25-35회 훈련한 그룹과, 고중량으로 실패지점까지 세트당 8-12회 훈련한 그룹을 비교해 봤습니다. 그 결과 근력은 고중량 그룹이 크게 향상되었으나, 근육의 비대는 고중량과 저중량 그룹 둘다에서 나타난 것으로 확인되었어요. **결국 중요한 것은 중량이 아니라 '실패지점'까지 운동하는 거예요.** 중량이 낮아도 운동 볼륨에 영향을 주는 세트수, 횟수를 증가시킨다면 충분히 고중량만큼 근비대가 가능하다는 거죠.

핏블리의 하체운동 전략집

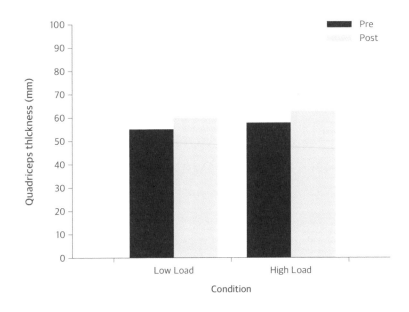

이렇게 말해도 무거운 중량으로 운동을 해야할 것 같은 마음이 들 수 있는데요. 다른 논문들에서도, 근비대에 있어서는 실패지점까지 운동한다면 중량은 큰 상관이 없다고 말하고 있습니다. 결국 지금 몸이 좋아지고 있지 않다면 중량이 낮아서가 아니라, 그 중량으로 실패지점까지 운동을 하고 있지 않기 때문이에요. 따라서 중급자 분들은 운동 일지에 자신의 루틴을 기록하면서 운동볼륨이 증가하고 있는지 꼭 체크해보세요.

3. 상급자

사실 상급자가 제일 어려운 경우라고 볼 수 있는데요. 자신만의 루틴, 운동 볼륨도 다 올려보았으나 더 이상 근비대가 일어나지 않는다면 생리학적으로 내가 만들 수 있는 근육량의 한계치까지 끌어올렸을 가능성이 커요. 그래도 0.1g이라도 늘릴 수 있는 방법을 찾아보자면 **루틴에 변화를 한번 주는 것**이 좋습니다. **여러 가지 전략 중 플라이오메트릭 운동을 추천 해볼게요.**

실제로 축구선수 조규성선수도 플라이오메트릭운동을 운동루틴에 추가해서 하고 있는데요. 플라이오메트릭운동이란, 근육에 반동을 주어 뛰기, 한발 도약, 두발 도약 같은 폭발적인 동작을 사용하는 하나의 운동 형태에요. 플라이오메트릭과 저항성 운동이 근비대에 미치는 영향을 6개의 연구를 바탕으로 비교했을 때 **플라이오메트릭과 저항성운동이 하체근육의 근비대에 있어서 비슷한 효과를 가져오는 것**으로 나타났습니다.

플라이오메트릭은 신경근계의 흥분성, 민감성, 반응성을 강화하고 근육, 힘줄, 인대를 기능적으로 더 강화시키게 되는데 이로 인해서 선수들이 많이 활용하고 있기도 해요. 많은 분들이 플라이오메트릭 운동을 부상위험을 높인다고 생각하지만 자신의 수준에 맞게 낮은 강도에서부터 점진적으로 높여간다면 운동수행능력과 근비대에 도움을 받을 수 있어요. 대표적으로 스쿼트 점프, 박스 위로 점프, 박스 아래로 점프, 파워 스텝업, 싱글레그 파워스텝업 등을 들 수가 있습니다.

상급자 분들은 원래하던 저항 운동에 플라이오메트릭운동을 섞어서 루틴을 구성해보세요. 하루만에 근육에 알이 배기는 것을 느낄 수 있을 겁니다. 다만, 플라이오메트릭은 "상급자", 즉 코어 근력, 관절 안정성, 관절 가동범위가 어느정도 확보된 분들에게 추천드립니다.

또 세트 진행방식에 변형을 줄 수도 있습니다. 크게 클러스터 세트, 슈퍼

세트, 드롭세트를 추천드립니다. "클러스터 세트"란 역도선수나 파워리프터가 자주 사용하는 훈련법인데, 보통 근력운동이 한세트에 12~20회 반복하고 휴식을 60~90초 가량 취하는 것과 다르게 **클러스터 세트는 하나의 세트 안에 2~3회 운동 후 짧은 휴식을 취하는 작은 세트를 넣어 구성합니다.** 포인트는 고중량을 짧게 쉬면서 계속 들어올리는 겁니다.

예를 들어서 A라는 여성분이 60kg 스쿼트를 12~20회 했다면(1RM의 667%), 클러스터 세트를 활용해 1RM의 70~85%에 해당하는 65~70kg로 2회 반복하고 20초 휴식하며 5세트를 묶어서 해 주는 거예요.

<클러스터 세트>

65~70kg * 2Reps
20초 휴식

65~70kg * 2Reps
20초 휴식

65~70kg * 2Reps
20초 휴식   1 세트

65~70kg * 2Reps
20초 휴식

65~70kg * 2Reps
20초 휴식

이렇게 진행하면 평상시 하던 것보다 무거운 중량으로 운동하더라도 횟수가 작고, 사이사이 짧은 휴식이 있어 부담이 덜해요. 또, 강도도 높아져 색다른 자극을 느끼며 운동하실 수 있으실 겁니다.

다음으로는 슈퍼세트를 활용해볼 수 있는데요. **슈퍼세트는 같은 근육군,**

주동근-길항근, 상체근육과 하체근육 등 두 개의 운동을 묶어서 휴식 없이 이어서 수행하는 것을 말해요. 두 가지 운동을 묶어서 수행하기 때문에 운동 볼륨을 높게 가져갈 수 있고, 더 시간 효율적인 세트 구성 방식이에요. 슈퍼세트 루틴은 제가 이전에 올려둔 상체 루틴을 참고해보시면 이해가 잘 되실 거예요.

마지막으로 **드롭세트는 세트를 수행한 후 무게를 즉시 20% 가량 낮춰서 한계지점까지 운동을 수행하는 세트 구성법을** 말해요. 예를 들어서 A라는 여성분이 원래 힙 어브덕션을 80kg로 12회 했다면 실패하자마자 휴식시간 없이 64kg로 무게를 내려 실패지점까지 이어서 운동하는 거예요. 드롭세트를 활용하면 일반적인 세트로 운동을 수행하는 것보다 더 많은 운동 볼륨으 소화하면서 실패지점에 가깝게 운동할 수 있다는 점에서 큰 장점이 있습니다.

이렇게 몸을 만드는데 걸리는 시간, 그리고 수준별로 근육량을 늘릴 수 있는 원칙들까지 소개해드려봤습니다. 정리해보자면 처음 근력운동을 시작했을 때 4주간은 근신경계의 적응이 일어나고 근육량은 8~12주 사이에 크게 늘어나게 됩니다. 근력운동을 하고 나서 4개월 이후부터는 근육량 증가가 더뎌지지만, 점진적 과부하의 원리, 다양한 세트 구성법, 운동 볼륨의 증가로 정체기를 타파해볼 수 있습니다.

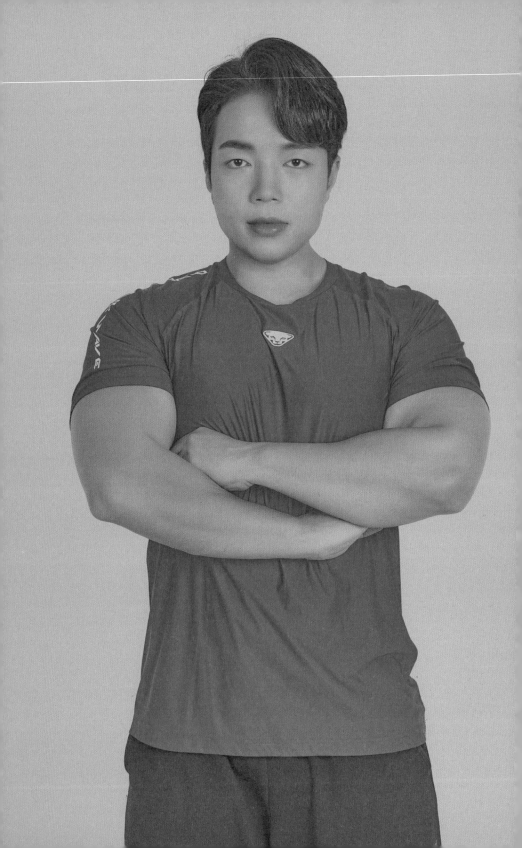

참고문헌

- 스쿼트 바이블, 아론 호식 박사, 대성의학사

- Kinesiology, Donald A. Neumann, ㈜ 범문에듀케이션

- 스타팅스트렝스: 바벨훈련의 첫걸음, 마크리피토, 대성익학사

- 핏블리 운동 자세교정 전략집, 박수환, 쇼크북스

- 핏블리 피트니스 해부학, 조호정, 쇼크북스

- 근력운동의 과학, 오스틴 커런트, 사이언스북스

- 여성근육운동가이드, 프레데릭데라비에, 삼호미디어

- NSCA-CPT CSCS 대비 트레이닝의 정수, 임완기 외28인, NSCA Korea

- 움직임 해부학, Anatomy of Movement, 정형국 외

- Anticipatory responses of catecholamines on muscle force production. French, D. N., Kraemer, W. J., Volek, J. S., Spiering, B. A., Judelson, D. A., Hoffman, J. R., & Maresh, C. M.

- Effects of Training With Free Weights Versus Machines on Muscle Mass, Strength, Free Testosterone, and Free Cortisol Levels, Shane R. Schwanbeck,[1] Stephen M. Cornish,[2] Trevor Barss,[3,4,5] and Philip D. Chilibeck[1]

- The Effect of Abdominal Exercise on abdominal fat/ SachinS. Vispute, John D. Smith, James D. Lecheminant, And KimBerly S. Hurley.

- Strength, body composition, and functional outcomes in the squat versus leg press exercises. Rossi FE, Schoenfeld BJ, Ocetnik S, et al.

- Effects of Training With Free Weights Versus Machines on Muscle Mass, Strength, Free Testosterone, and Free Cortisol Levels, Shane et al

- Activation of the Gluteus Maximus During Performance of the Back Squat, Split Squat, and Barbell Hip Thrust and the Relationship With Maximal Sprinting. Michael J Williams 1 2, Neil V Gibson 2, Graeme G Sorbie 1 3, Ukadike C Ugbolue 1 4, James Brouner 5,

- Hip-Muscle Activity in Men and Women During Resisted Side Stepping With Different Band Positions. Cara.L (2018),

- Trunk position influences the kinematics, kinetics, and muscle activity of the lead lower extremity during the forward lunge exercise. Farrokhi S, Pollard CD, Souza RB, Chen Y-J, Reischl S, Powers CM.

- Effect of Loading Devices on Muscle Activation in Squat and Lunge" by Wu HW, Tsai CF, Liang KH, Chang YW

핏블리의 운동 호르몬 생리학

· The effect of stance width on the electromyographical activity of eight superficial thigh muscles during back squat with different bar loads. Paoli A, Marcolin G, Petrone N.

· Effects of squat training with different depths on lower limb muscle volumes. Springer-Verlag GmbH Germany, Keitaro Kubo, Toshihiro Ikebukuro, Hideaki Yata.

· The effect of back squat depth on the EMG activity of 4 superficial hip and thigh muscles. Caterisano A, Moss RE, Pellinger TK, Woodruff K, Lewis VC, Booth W, et al.

· Comparison of lower extremity EMG between the 2-leg squat and modified single-leg squat in female athletes. McCurdy K, O'Kelley E, Kutz M, Langford G, Ernest J, Torres M.

· Quantification of Lumbar Stability by Using 2 Different Abdominal Activation Strategies. S.G. Grenier and S.M. McGill, "

· The development of skeletal muscle hypertrophy through resistance training: the role of muscle damage and muscle protein synthesis. Felipe Damas1,2 · Cleiton A. Libardi2 · Carlos Ugrinowitsch

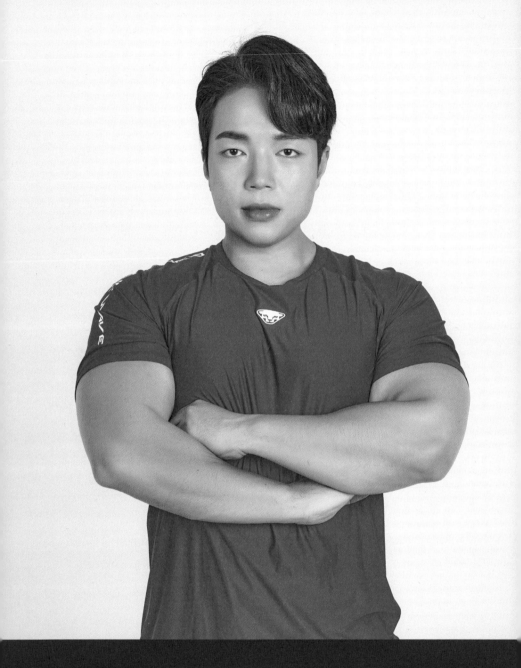

핏블리 채널 바로가기

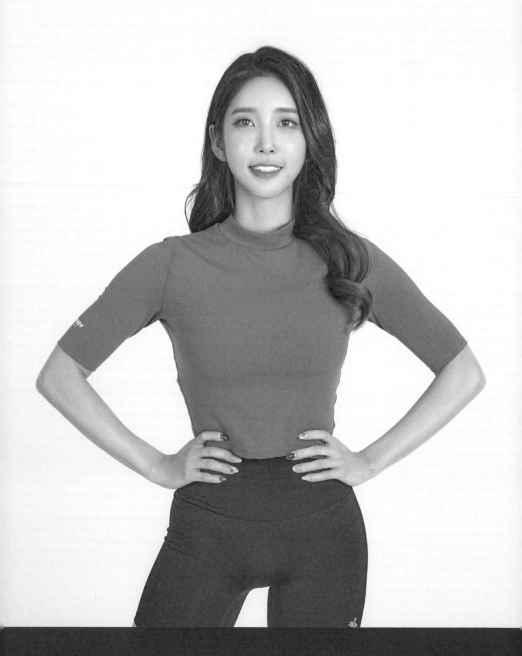

핑크힙응비 채널 바로가기

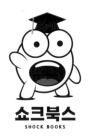

핏블리의 하체 운동 전략집

© 2023. 핏블리 핑크힙응비 all rights reserved.

초판 1쇄	2023년 4월 10일
초판 2쇄	2023년 6월 21일

지은이	핏블리(문석기)
	핑크힙 응비(조은비)
편집	핏블리(문석기)

펴낸곳	쇼크북스
전자우편	moon@fitvely.com

ISBN	979-11-979369-6-8 (13510)
값	23,000원

쇼크북스는 독자 여러분의 책에 대한 아이디어와 원고 투고를 기다리고 있습니다.
책 출간을 원하시는 분은 이메일 moon@fitvely.com으로 제안해 주세요.

쇼크북스는 위기를 기회로 만드는 (주)핏블리의 출판 브랜드 입니다.